LOW CARB

Saborosas Receitas Low Carb Para Iniciantes

(Como Perder Peso Com Uma Dieta De Alta Proteína E Baixo Carboidrato)

Philip Flora

Traduzido por Daniel Heath

Philip Flora

Low Carb: Saborosas Receitas Low Carb Para Iniciantes (Como Perder Peso Com Uma Dieta De Alta Proteína E Baixo Carboidrato)

ISBN 978-1-989837-71-9

Termos e Condições

todos os direitos autorais não detidos pelo editor.

Índice

Parte 1

Introdução

Diariamente a alimentação das pessoas consiste em carboidratos, proteínas, gorduras, frutas e vegetais.Acredita-se que esses alimentos sejam uma mistura equilibrada rica em nutrientes para garantir uma boa saúde. No entanto, uma certa porção de cada tipo de nutriente deve ser sabiamente determinada. A quantidade errada de nutrientes em seu prato de comida não apenas fará com que você se sinta inchado e cansado, mas também prejudicará seu estômago, o que, eventualmente, ao invés de ser benéfico, torna-se tóxico para o seu corpo.

Normalmente, as pessoas ingerem uma grande porção de carboidratos em suas refeições.Elas fazem isso por acreditar que os carboidratos são a principal fonte de energia do corpo.Carboidratos são como o combustível do corpo ao fazer as atividades diárias.Esta suposição não está errada, já que ao se alimentar, os carboidratos da comida serão transformados em glicose.Glicose é uma molécula do corpo fácil de converter. É por isso que a glicose é escolhida como a principal fonte de energia. Portanto, se os carboidratos são ditos como a principal fonte de energia, é possível dizer que esta afirmação é verdadeira.

No entanto, se o seu objetivo é perda de peso, definitivamente você deve ter um plano eficaz relacionado aos seus hábitos alimentares. Este livro oferece uma breve explicação sobre a dieta LowCarb (baixa em carboidratos).É uma espécie de novo hábito alimentar, ou mais como uma mudança de estilo de vida que limita a ingestão de carboidratos em seu corpo. Este plano não é sobre desistir de todos os alimentos que você ama, mas é sobre comer a comida que você quer em uma porção correta. A dieta LowCarb ensina você a comer mais saudável, ajuda a remover o excesso de gordura do seu corpo, e limpa o seu sistema digestivo.

Nos próximos capítulos, você aprenderá mais sobre a dieta LowCarb.Concluída a explicação sobre como funciona, os impactos diretos para o seu corpo e a lista de alimentos sugeridos, este livro será uma ótima orientação para você iniciar a dieta LowCarb sem dúvidas.

Aplique a dieta LowCarb em sua vida para se manter saudável, ficar magra e sexy!

Dieta LowCarb: Uma Visão Geral

Uma dieta LowCarbé um método de dieta que enfatiza a ingestão extremamente baixa de carboidratos no corpo.Nesta dieta, você vai cortar o pão, arroz, massa, e álcool da sua lista de alimentos.Como consequência desta redução de carboidratos, você precisará compensar com um maior consumo de proteínas e gorduras como recursos energéticos.

O objetivo da baixa ingestão de carboidratos é forçar o corpo a usar gorduras como os principais recursos energéticos.Assim como está escrito acima, os carboidratos na comida serão transformados em glicose, que assume o papel de principal recurso energético.Se o consumo de carboidratos é muito baixo, o corpo automaticamente ficará com falta de glicose. Esta condição é chamada de cetose – é um processo natural do corpo para sobreviver quando existir um recurso energético muito baixo. Como resposta, o fígado quebra as gorduras no corpo e depois as transforma em cetonas, que serão usadas como substitutos dos recursos energéticos.

Esperançosamente, ao reduzir a entrada de carboidratos continuamente, o excesso de gordura no corpo poderá ser usado como fonte de energia. Como consequência, o peso corporal vai diminuir regularmente até atingir o peso corporal dos seus sonhos.No entanto, o processo não termina nesta etapa. Uma vez que você alcançar seu peso ideal, você deve manter seu peso e continuar comendo alimentos com baixo teor de carboidratos e alto teor de gorduras. Porém, você tem de ser sábio em escolher as gorduras corretas para consumir.

As fontes de gorduras naturais como carne, peixe, ovos, laticínios, nozes, azeite e abacate são as melhores escolhas. As fontes de gorduras acima fornecerão um conteúdo equilibrado de gorduras insaturadas e gorduras saturadas.A comida que deve ser evitada é comida processada.Este alimento processado contém gorduras e conservantes feitos pelo homem. Além disso, também passa por um processo de alta pressão que corta os bons nutrientes dos alimentos.

Além de gorduras, a dieta LowCarb também envolve proteína no método. Com um consumo moderado, a proteína suaviza o metabolismo do corpo. Como resultado, queimará mais calorias do que o normal para que o peso corporal reduza regularmente. Fora isso, o conteúdo de proteína na comida dá saciedade, então você ficará cheio por mais tempo e não será tentado a comida desnecessária.

Como a dieta LowCarb pode causar um efeito colateral como constipação, frutas e legumes são altamente recomendados durante a dieta. Isso ocorre porque frutas e vegetais são ricos em fibras. Além disso, frutas e legumes contêm vitaminas que são boas para imunidade do corpo. No entanto, a única coisa que deve estar

atento é não escolher frutas e legumes
ricos em carboidratos.

Dieta LowCarb: Os Benefícios

Aplicar uma dieta LowCarb não apenas o treina para melhorar seus hábitos alimentares. Além disso, restringir carboidratos na refeição diária e depois usar proteínas e gorduras como substituição oferece muitos benefícios para o seu corpo.

- Mantenha o corpo mais cheio e reduza o desejo por comida

O maior fracasso na maioria das dietas são as dificuldades para alcançar a saciedade e o desejo poralimentosde alto teor calórico.A proteína utilizada para substituir o carboidrato nesta dieta leva os hormônios do intestino a dizer para o cérebro que está cheio mais cedo.Com a mesma quantidade de carboidratos, a proteína dá mais saciedade, então você não vai querer comer aperitivos que não são saudáveis.

- Não há necessidade de contar calorias

Ao aplicar uma dieta LowCarb, você não precisa ficar contando as calorias de suas refeições. Reduzir a ingestão de carboidratos reduzirá automaticamente a entrada de calorias em seu corpo.Uma dieta LowCarb concentra-se no consumo de alimentos integrais como peixe, carne, legumes e nozes. Este alimento coloca baixa caloria em seu corpo enquanto mantém você satisfeito e longe da fome.

- Alcançar uma significante perda de peso

Como o baixo consumo de carboidratos reduz automaticamente a ingestão de calorias para o corpo, a perda de peso é mais fácil de ser alcançada. Além disso, o excesso de gorduras no corpo que é usado como recurso energético ajuda o corpo a perder alguns quilos de peso e vários centímetros de barriga.

- Mantenha a sensibilidade à insulina e suavize o sistema digestivo

Como o consumo de carboidratos é extremamente baixo no uso diário, automaticamente a entrada de açúcar nocorpo também será reduzida. Isso reduzirá os níveis de insulina e aumentará a tolerância à glicose. Além disso, o consumo de muitos vegetais com baixo teor de carboidratos também garante que o corpo receba fibras mais do que suficientes.Certamente, isso fará com que seu sistema digestivo funcione melhor.

- Diminua a pressão arterial

A proteína envolvida em uma dieta LowCarb melhora os vasos sanguíneos no corpo. Isto permite-lhes diminuir a pressão arterial para o sangue fluirsuavemente.

Dieta LowCarb: Dicas e Truques para Iniciar a Dieta LowCarb

Abaixo estão algumas estratégias que ajudarão você a iniciar e manter uma dieta LowCarb em sua vida.

- Comer três refeições saudáveis e dois lanches leves por dia

Dê ao seu estômago um consumo regular para evitar que você sinta muita fome.Estar com muita fome não é bom porque você tende a comer todos os alimentos à sua frente sem considerar o conteúdo de nutrientes.

- Limitar a ingestão de carboidratos para 20 gramas por dia

Idealmente, o consumo de carboidratos deve consistir em 12-15 gramas de vegetais.Selecione os melhores alimentos de baixo carboidrato para sua dieta.

- Consumir proteína suficiente em cada prato de comida

Consumir de 85 a 110gramas de proteína por porção é bom, pois a proteína ajuda muito na perda de peso e massa muscular.

- Envolva gorduras em todas as refeições
Além da gordura dar um sabor melhor à comida, também ajuda o organismo a absorver certas vitaminas.Sempre inclua gorduras em seu prato de lanche de carboidratos.Porexemplo,   coma brócoliscozido no vapor com queijo.

- Beba 2 litros de água todo dia
Água ainda é a melhor para qualquer tipo de tratamento, incluindo dietas. A dieta LowCarb sugere que você beba pelo menos 2 litros ou cerca de 8 copos de água todo   dia. Bebermuitaáguatambémprevinerugas   e desidratação.

- Cuidado com oscarboidratosescondidos
Quando estiver fazendo compras, não se esqueça de verificar e ler os rótulos, especialmente na seção de condimentos. Quando estiver comendo no restaurante, escolha o mais saudável e peça para trazer o molho à parte.Além disso, sinta-se à vontade para perguntar o conteúdo da comida que você pediu.

Dieta LowCarb: Alimentos para Comer

Abaixo está a lista de alimentos permitidos emuma dieta LowCarb.

Vegetais LowCarb

- Aspargos
- Rúcula
- Alcachofra
- Acelga Chinesa
- Brócolis
- Couve de Bruxelas
- Pimentões
- Brotos de Bambu
- Repolho
- Couve-flor
- Aipo
- Couve-galega
- Acelga
- Chicória verde
- Pepino
- Beringela
- Endívia
- Erva-doce
- Couve
- Alface
- Alho-poró

- Cogumelos
- Azeitonas
- Quiabo
- Cebola
- Salsinha
- Abóbora
- Rabanetes
- AbóboraEspaguete
- AbobrinhaItaliana
- Espinafre
- Tomate
- Nabos
- Abobrinha

Carnes e AvesLowCarb

- Carne de porco
- Cordeiro
- Carne bovina
- Frango
- Peru
- Vitela
- Ave (Ganso, pato, codorna e galinha)

Frutos do Mar e PeixesLowCarb

- Todos os peixes
- Camarões
- Caranguejos

- Amêijoas
- Lagostim
- Lagosta
- Mexilhões
- Ostra
- Vieiras
- Lula

Laticínios LowCarb

- Ovos
- Creme de leite com aproximadamente 36% a 40% de gordura
- Creme de leite em lata (aproximadamente 10,5% a 18% de gordura)
- Iogurte grego simples
- Creme de leite integral
- Leite de amêndoas sem açúcar

Queijos LowCarb

- Iogurte grego
- Queijo Cheddar
- Creme de queijo
- Queijo Feta
- Queijo Mussarela
- Queijo Parmesão
- Ricota

- Queijo de bola

Frutas LowCarb

- Maçã
- Abacate
- Damasco
- Amora silvestre
- Amora
- Mirtilo vermelho
- Limão
- Lima
- Laranja
- Pêssego
- Pera
- Framboesa
- Toranja vermelha
- Morango
- Melancia

Gorduras e Molhos LowCarb

- Manteiga
- Maionese
- Azeite de Oliva
- Óleo de coco
- Óleo de abacate
- Óleo vegetal
- Molho Italiano

- Molho Cesar

Nozes e Sementes Low Carb

- Amêndoas
- Nozes
- Avelãs
- Macadâmia
- Noz Pecã
- Pinhão
- Pistache
- Semente de abóbora
- Semente de girassol
- Semente de linhaça
- Semente de gergelim
- Manteiga de amêndoa
- Manteiga de amendoim

Bebidas Zero Carboidratos

- Água
- Chá sem açúcar
- Café sem açúcar

Proteína Vegana de Soja LowCarb

- Leite de soja
- Tofu firme
- Tofu cremoso
- Tempeh

- Nozes de soja

Ervas e Especiarias LowCarb

- Todas as ervas e especiarias

Outros

- Vinagre branco
- Vinagre Balsâmico
- Vinagre de vinho tinto
- Vinagre de arroz
- Molho de soja
- Mostarda
- Couve frita
- Flocos de coco
- Picles
- Farinha de amêndoa
- Farinha de coco
- Cacau em pó sem açúcar

Dieta LowCarb: Alimentos a Evitar

Abaixo está a lista de alimentos proibidos emuma dieta LowCarb.

Alimentos que contém grãos e açúcar

- Trigo
- Centeio
- Aveia
- Arroz
- Milho
- Cevada
- Painço
- Bulgur
- Sorgo
- Trigo sarraceno
- Quinoa
- Batata branca
- Massa
- Pão
- Pizza de todos os grãos
- Cookies
- Biscoitos

Açúcar e Doces

- Açúcar de mesa
- Xarope de agave
- Sorvete

- Bolos
- Pudim doce

Peixe e Carne de Porco de Criação

Comida Processada

Adoçantes artificiais

- Sucralose
- Aspartame
- Acessulfame
- Sacarina

Gorduras Refinadas e óleo

- Semente de algodão
- Cártamo
- Canola
- Óleo de Milho
- Sementes de uva
- Margarina

Leite

Álcool e Bebida doce

- Cerveja
- Vinho doce
- Coquetéis

Frutas

- Manga
- Mamão

- Banana
- Uva
- Tangerina

Aditivos

- Glutamato Monossódico
- Carragenina
- Sulfitos

Café da Manhã

Fritada de Brócolis e Cenoura

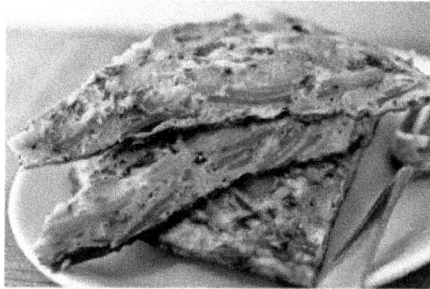

Suave, caseoso e cremoso. É o jeito certo de descrever esse delicioso café da manhã. O queijo extra nesta fritada dá uma delicadeza adicional que ninguém pode negar. Além disso, o brócolis e a cenoura garantem vitaminas e fibras suficientes para começar o dia.Você pode usar sua criatividade adicionando seus ingredientes favoritos a essa fritada. Espinafre, brócolis, cogumelos, ou tofu podem ser boas alternativas para esta fritada.

Porção: 2

Tempo de Cozimento: 25 Minutos

Ingredientes:

- 4 ovos orgânicos
- ¼ colher de chá de pimentado reino
- 3 colheres de cháde azeite de oliva
- ½ xícara de cebola picada
- 2 cenouras médias
- 1xícara de floretes de brócolis
- 2 colheres de sopa de queijo ralado

Instruções:

1. Descasque as cenouras e corte em palitos.Reserve.
2. Pré-aqueça o forno em 355°F ou 180°C em seguida, deixe de lado.
3. Quebre os ovos e coloque em uma tigela.
4. Tempere com a pimenta e bata.
5. Pré-aqueça uma frigideira refratária em fogo médio, em seguida, despeje o azeite nela.
6. Quando estiver quente, misture a cebola e refogue até ficar translúcido e aromático.
7. Depois, misture as cenouras e os brócolis, em seguida refogue até que os legumes estejam murchos.

8. Despeje o ovo na frigideira, em seguida, vire a frigideira para espalhar o ovo uniformemente.

9. Retire a frigideira do fogão e coloque no forno pré-aquecido.

10. Asse por cerca de 20 minutos ou até que o ovo esteja pronto.

11. Uma vez feito isso, retire a frigideira do forno e sirva quente.

12. Aproveite!

Panqueca de Abóbora Temperada

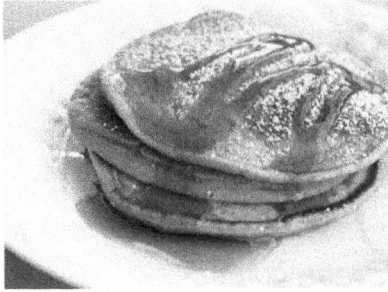

Panqueca é quase a escolha preferida de todos para o café da manhã.Além de prática, a panqueca também é deliciosa. A Abóbora Morangaé ótima para panquecas lowcarb, porque é uma espécie de abóbora com alto teor de nutrientes, mas baixa em calorias. Para o melhor resultado, separe a gema e a clara de ovo ao fazer a panqueca. Bata a clara de ovo até um pico suave, em seguida, adicione a massa antes de cozinhar a panqueca. A panqueca ficará suave e fofa.

Porção: 2

Tempo de Cozimento: 20 Minutos

Ingredientes:

- 3 colheres de sopa de purê de abóbora
- ½ xícara de farinha de amêndoa
- 1 colher de chá de canela
- ¼ colher de chá de gengibre
- ¼ colher de chá de pimenta da jamaica
- 3 colheres de chá de azeite
- 2 colheres de sopa de leite de amêndoa
- 1 ovo orgânico

Instruções:

1. Coloque todos os ingredientes em uma tigela, em seguida, usando um mixer misture até incorporar.

2. Pré-aqueça uma panela em fogo médio, em seguida, unte com spray de cozinha.

3. Coloque cerca de 3 colheres de sopa de massa na frigideira e cozinhe a panqueca.

4. Vire a panqueca e continue a cozinhá-la até que ambos os lados da panqueca estejam levemente marrons.

5. Transfira para uma travessa e repita com a massa restante.

6. Aproveite!

SmoothieCremoso de Frutas Vermelhas

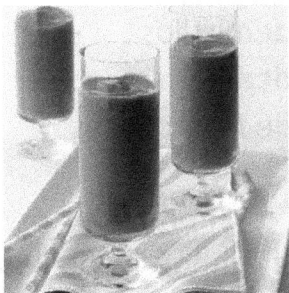

Tanto as crianças como os adultos certamente gostam deste smoothie. Não apenas dá muita energia, sendo bem prático também.Você pode colocar seu smoothie no copo e beber a caminho da escola ou do escritório.Outro benefício de beber frequentemente esse smoothie de frutas vermelhas é garantir uma pele lisinha e sedosa. Isso acontece porque as frutas vermelhas são fontes de vitaminas e antioxidantes que bons para sua pele.

Porção: 2

Tempo de Cozimento: 5 Minutos

Ingredientes:

- 1 xícara de leite de amêndoas
- 1 xícara de iogurte natural
- ¼ xícara de morangos
- ¼ xícara demirtilos
- ¼ xícara deamoras
- ¼ xícara de framboesas

Instruções:

1. Coloque os morangos, os mirtilos, as amoras e as framboesas no liquidificador.

2. Despeje o leite de amêndoa e o iogurte natural no liquidificador e misture até ficar homogêneo.

3. Divida a mistura em dois copos e sirva imediatamente.

4. Aproveite!

Bolinhos de Couve-Flor

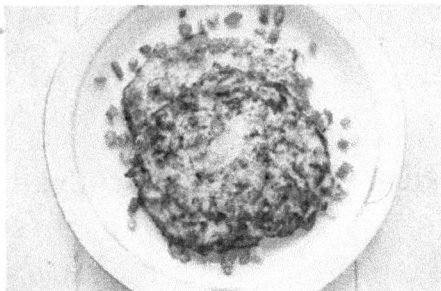

Este bolinho de couve-flor é um belo café da manhã lowcarb. Satisfaz a sua necessidade de vitamina e fibra sem dar calorias desnecessárias. Crocante por fora, mas úmido por dentro – com certeza este café da manhã fará sua língua dançar pela manhã.Você pode adicionar pimenta do reino para melhorar o sabor ou também incluir uma colher de chá de flocos de pimenta vermelha, se você gosta do sabor picante.

Porção: 2

Tempo de Cozimento: 5 Minutos

Ingredientes:

- 1 xícara de floretes de couve-flor

- ½ xícarade cebola picada
- 1 colher de chá de alho picado
- 2 ovos orgânicos
- 1 colher de sopa de azeite

Instruções:

1. Coloque osfloretes de couve-flor em uma tigela para microondas e, em seguida, coloque o microondas na potência alta por aproximadamente 2 minutos até ficarem macios. Deixe esfriar.

2. Usando as costas de uma colher, pressione as florzinhas de couve-flor até ficar misturadas.

3. Quebre os ovos e coloque em uma tigela.

4. Adicione o alho picado e a cebola picada nos ovos e mexa.

5. Junte a couve-flor e misture bem.

6. Pré-aqueça uma frigideira em fogo médio, em seguida, despeje o azeite na frigideira.

7. Quando estiver quente, despeje a mistura e espalhe uniformemente.

8. Cozinhe até ficar firme, em seguida, vire para fazer com que os dois lados do bolinho estejam levemente dourados.

9. Transfira para um prato, em seguida, desfrute quente.

Mingau de Coco com Amêndoas

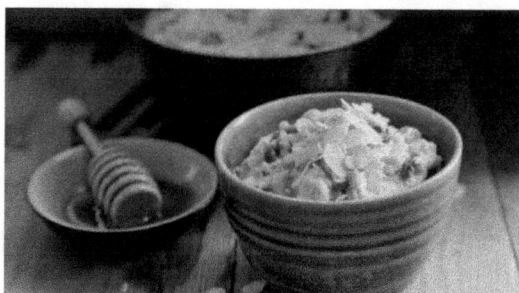

A maioria das pessoas diz que o mingau de aveia vai deixá-lo com fome novamente. Dizem que isso acontece porque a maioria dos mingaus contém água. No entanto, este mingau é diferente. Este mingau é feito de amêndoa, coco, manteiga e ovos. Todos esses ingredientes são ótimas fontes de energia que também lhe dá maior saciedade. Este mingau garante que você fique mais cheio do que o normal. Adicione algumas coberturas extras para melhorar o sabor deste mingau. Macadâmia torrada e caju podem ser ótimas alternativas. Além disso, você também pode adicionar frutas frescas a este mingau. Vaificarperfeito.

Porção: 2

Tempo de Cozimento: 10 Minutos

Ingredientes:
- ½ xícara de farinha de amêndoa
- 1 xícara de leite de amêndoa
- ½ xícara de água
- 2 ovos orgânicos
- 1 colher de sopa de manteiga
- 3 colheres de chá de leite de coco
- 2 colheres de sopa de amêndoas fatiadas

Instruções:
1. Coloque a farinha de amêndoa em uma panela pequena, em seguida, despeje o leite de coco e a água no pote. Mexa até incorporar.
2. Cozinhe em fogo médio até engrossar, em seguida, retire o fogo.
3. Adicione rapidamente os ovos batidos no pote e retorne ao fogão.

4. Cozinhe o mingau em fogo médio e, uma vez engrossado, acrescente a manteiga e o leite de coco.Misture bem.
5. Transfira o mingau para uma tigela e polvilhe as amêndoas.
6. Sirva e aproveite quente.

Ovos Mexidos com Abobrinha

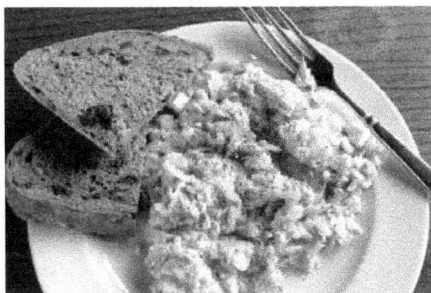

Este ovo mexido com abobrinha é uma idéia brilhante para envolver abobrinha na refeição. Além de suave e fofo, ovos mexidos também são aprovados em muitas dietas. Então, ter ovos mexidos regularmente é completamente aceitável. Aproveite este rápido café da manhã em sua manhã movimentada e comece o dia cheio de entusiasmo.

Porção: 2

Tempo de Cozimento: 10 Minutos

Ingredientes:

- 4 ovos orgânicos
- 2 colheres de sopa de manteiga
- ½ xícara de abobrinha em cubos

- 4 colheres de sopa de creme de leite fresco
- ¼ colher de chá de pimenta
- 2 colheres de sopa de cebolinha fatiada

Instruções:

1. Quebre os ovos e coloque em uma tigela.

2. Adicione creme de leite fresco aos ovos e tempere com pimenta. Bata para combinar. Reserve.

3. Coloque uma frigideira antiaderente em fogo médio, em seguida, adicione a manteiga.

4. Uma vez que a manteiga é derretida, misture a abobrinha, em seguida, refogue até que a abobrinha esteja completamente murcha e coberta com manteiga.

5. Despeje a mistura de ovos sobre a abobrinha e mexa rapidamente os ovos até ficarem misturados.

6. Continue cozinhando e mexendo os ovos mexidos até que estejam firmes mas ainda macios.

7. Transfira para uma travessa e desfrute imediatamente.

Waffle Crocante de Amêndoa

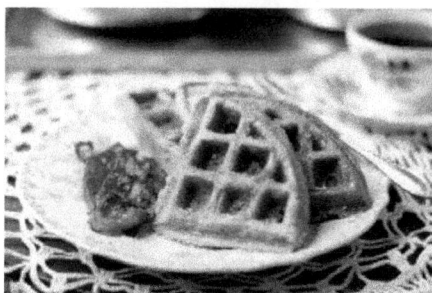

Este waffleé crocante por fora e macio por dentro. É por isso quese tornou a comida preferida de todos. Coma este wafflepuro, do jeito que é bom. No entanto, se você quiser um sabor extra, pode adicionar canela, baunilha ou cacau sem açúcar na massa. Outra vantagem deste waffle é que você pode fazê-lo e guardar no freezer. Depois quando você quiser consumir, apenas descongele e coloque no microondas por 30 segundos. O waffle estará tão fofinho quanto antes. Comer este waffle com uma xícara de chá sem açúcar é uma bela maneira de começar a manhã! Aproveite!

Porção: 2

Tempo de Cozimento: 15 Minutos

Ingredientes:

- 3 ovos orgânicos
- ½ xícara de farinha de amêndoa
- 3 colheres de chá de farinha de coco
- 3 colheres de chá de sementes de cânhamo
- 2 colheres de sopa de água
- 3 colheres de chá de manteiga derretida

Instruções:

1. Quebre os ovos, em seguida, separe as claras das gemas. Bata as claras até se alcançar um pico suave. Reserve.

2. Em seguida, bata as gemas até misturá-las e acrescente a farinha de amêndoa, as sementes de cânhamo e a farinha de coco nas gemas batidas.

3. Despeje a água e a manteiga derretida na mistura de gema e bata até incorporar.

4. Pré-aqueça uma máquina de waffle e enquanto aguarda a máquina de

waffleficar pronta, misture as claras na mistura e misture bem.

5. Cozinhe o waffle de acordo com as instruções da máquina e transfira para uma travessa.

6. Aproveite!

Granola de Avelã e Cacau

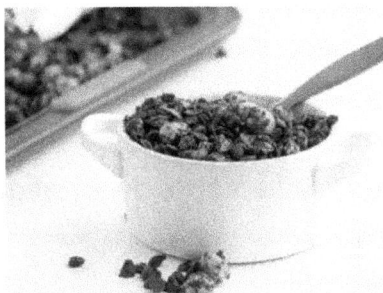

Este café da manhã não é apenas fácil de fazer, mas também é fácil de comer e fácil de guardar. Você pode fazer uma grande porção e armazenar em um pequeno recipiente. Como em cereais, derramar uma xícara de leite sobre a granola é uma ótima maneira de degustar.No entanto, você também pode comer essa granola como um aperitivo nutritivo. Uma variação para esta granola, é envolver macadâmia, castanha de caju, amêndoa ou outras nozes de baixo carboidrato nesta receita.

Porção: 2

Tempo de Cozimento: 20 Minutos

Ingredientes:

- ½ xícara de avelãs picadas
- 1 ½ colheres de sopa de farinha de semente de linhaça
- 1colher de sopa de cacau em pó
- 1 colher de sopa de manteiga
- 1 colher de sopa de óleo de abacate
- 2 colheres de sopa de chocolate sem açúcar picado

Instruções:

1. Pré-aqueça o forno a 148° C, em seguida, forre uma assadeira com papel manteiga.

2. Coloque avelãs picadas em uma tigela e adicione a farinha de linhaça e cacau em pó na tigela. Mexa para misturar.

3. Pré-aqueça uma panela em fogo baixo, em seguida, adicione a manteiga, o óleo de abacate e o chocolate sem açúcar. Mexa até derreter.

4. Despeje a mistura líquida sobre as avelãs e mexa até misturar.

5. Coloque a mistura na assadeira preparada e espalhe uniformemente.

6. Asse por 15 minutos até ficar crocante e retire do forno.

7. Transfira para uma tigela e aproveite!

Omeletes de Couve Verde

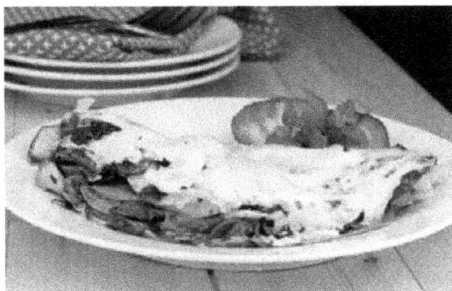

Omelete é um café da manhã clássico consumido em todo o mundo. Ele usa ovos como ingredientes básicos e aceita todos os tipos de ingredientes como variação. Esta receita de omelete usa couve para dar alguns nutrientes extras a esta omelete. No entanto, você pode adicionar qualquer tipo de ingredientes que estão disponíveis em sua geladeira. Esta receita de omelete aceita espinafre, alho-poró, cogumelo, carne moída e muitos outros ingredientes. Basta seguir a sua criatividade e gerar uma deliciosa omelete para o seu café da manhã.

Porção: 2

Tempo de Cozimento: 10 Minutos

Ingredientes:
- 4 ovos orgânicos
- ½ colher de chá de pimenta
- 1colher de chá de manteiga
- 1 xícara de couve picada
- 2 colheres de sopa de queijo ralado

Instruções:
1. Quebre os ovos e coloque em uma tigela.
2. Tempere com pimenta e bata até os ovos ficarem espumosos e leves.
3. Pré-aqueça uma frigideira antiaderente em fogo médio, em seguida, adicione a manteiga.
4. Uma vez que a manteiga está derretida, misture a couve na frigideira e salteie até murchar.
5. Transfira a couve murcha para um prato e reserve.
6. Devolva a frigideira ao fogão e despeje a mistura de ovos na frigideira.
7. Cozinhe os ovos até ficar um pouco firme, em seguida, coloca a couve sobre o ovo.

8. Polvilhe o queijo ralado por cima e depois dobre o ovo até ficar um meio círculo.

9. Cozinhe e vire as omeletes até que ambos os lados da omelete estejam levemente dourados e o ovo esteja firme.

10. Transfira para uma travessa e aproveite imediatamente.

Café da Manhã de Coco com Mirtilo

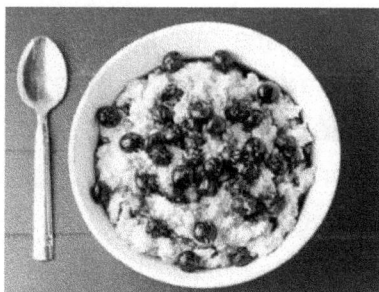

Muitas pessoas gostam de coco por ser saboroso e gostoso. Este tipo de mingau é feito de coco natural. Sem qualquer forma complicada de cozinhar, este café da manhã de coco é realmente uma boa opção para os amantes do coco.Você pode comê-lo original ou adicionando alguns ingredientes extras, como frutas frescas ou nozes.

Porção: 2

Tempo de Cozimento: 12 Minutos

Ingredientes:

- ½ xícara de coco ralado
- 2 xícaras de leite de coco
- 1 colher de sopa de farinha de coco

- 1 colher de sopa de manteiga
- ½ xícara de mirtilos frescos

Instruções:
1. Coloque o coco ralado no fundo de uma panela em fogo médio.
2. Cozinhe o coco ralado por alguns minutos. Continue mexendo e observe o coco ralado, pois ele pode queimar facilmente.
3. Despeje o leite de coco sobre o coco ralado e mexa bem.
4. Adicione a farinha de coco na panela e mexa até que o mingau esteja engrossado.
5. Pouco antes de retirar a panela do fogão, adicione a manteiga na panela e mexa bem.
6. Transfira o mingau para uma tigela e polvilhe mirtilos frescos por cima.
7. Sirva e aproveite quente.

Smoothie Verde de Abacate

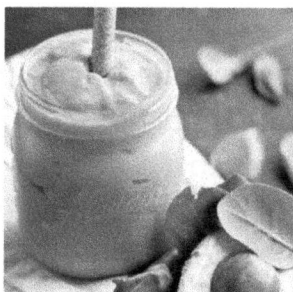

Com a combinação certa de ingredientes, um copo de smoothie pode ser uma bebida poderosa para o café da manhã. É cheio de vitaminas, minerais e proteínas que são necessárias para o metabolismo do corpo. Além disso, os ingredientes do smoothie são uma excelente fonte de antioxidantes que reduzem o risco de doenças perigosas. Misture e combine frutas e legumes frescos de acordo com o seu desejo e aproveite a bebida mais nutritiva do mundo.

Porção: 2

Tempo de Cozimento: 5 Minutos

Ingredientes:

- 1 ½ xícaras de leite de amêndoas
- 1 xícara de salsa
- 1 abacate maduro
- 1 kiwi

Instruções:

1. Corte o abacate na metade e descarte a semente.

2. Retire a polpa do abacate e coloque no liquidificador.

3. Descasque e corte o kiwi em quartos e coloque no liquidificador.

4. Adicione a salsa e despeje leite de amêndoa sobre os ingredientes.

5. Misture até ficar homogêneo e incorporar, em seguida, coloque nos copos.

6. Sirva e aproveite.

Petisco de Mirtilo com Canela

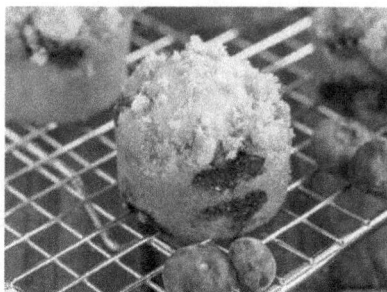

Esse café da manhã para viagem também pode ser usado como petisco nutricional. Coloque esses bolinhos na lancheira do seu filho durante o intervalo para que ele possa recarregar a energia. Se você não gosta de mirtilo, pode substituí-lo por outras frutas ou usar nozes como alternativa.

Porção: 2

Tempo de Cozimento: 30 Minutos

Ingredientes:

- 2 ovos orgânicos
- 4 colheres de sopa de farinha de coco
- 2 colheres de sopa de manteiga derretida

- ¼ colher de chá de canela
- 4 colheres de sopa de água
- ½ xícara de mirtilos frescos

Instruções:
1. Pré-aqueça o forno a 162° C, em seguida, pincele 12 formas pequenas de bolinho com spray de cozinha. Reserve.
2. Quebre os ovos e coloque em uma tigela.
3. Usando um fouet, bata os ovos.
4. Adicione a farinha de coco e canela na tigela, em seguida, despeje a manteiga derretida e água na tigela. Bata até incorporar.
5. Coloque os mirtilos frescos em uma tigela e pique usando um garfo.
6. Junte os mirtilos na massa e mexa até misturar.
7. Divida a massa nas formas de bolinho preparadas e asse por 20 minutos ou até que os bolinhos fiquem levemente dourados.
8. Uma vez feito isso, retire do forno e coloque em uma grelha.
9. Sirva e aproveite.

Salada de Espinafre e Alho com Ovo Pochê

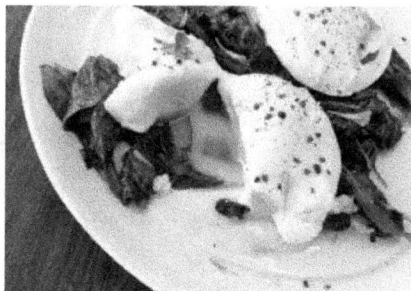

Qualquer tipo de vegetais é adequado para esta receita. Isso por que você não precisa pensar muito para preparar este café da manhã. No entanto, todo vegetal precisa de um período de tempo diferente para ser preparado. Fique de olho enquanto prepara esta receita para gerar a ternura correta de vegetais. O cozimento do ovo pochê também é flexível. Cozinhe o ovo por 6 minutos, se você quiser que ele esteja meio cozido e 10 minutos para o ovo firme.

Porção: 2

Tempo de Cozimento: 15 Minutos

Ingredientes:

- 2 colheres de azeite
- 2 ovos orgânicos
- 4 xícaras de espinafre picado
- 2 colheres de chá de alho picado
- 2 colheres de chá de leite de coco
- ¼ colher de chá de pimenta

Instruções:

1. Escalde os ovos e pincele cada ovo com azeite. Reserve.

2. Pré-aqueça uma frigideira em fogo médio, em seguida, despeje o azeite restante na frigideira.

3. Quando estiver quente, misture o alho picado e refogue até ficar aromático e levemente dourado.

4. Adicione o espinafre picado à frigideira e tempere com pimenta.

5. Regue o leite de coco sobre o espinafre e misture bem - não cozinhe por muito tempo, pois o espinafre pode murchar facilmente.

6. Transfira o espinafre cozido para um prato e cubra com os ovos pochê.

7. Sirva e aproveite imediatamente.

Rolinho de Panqueca com Morango

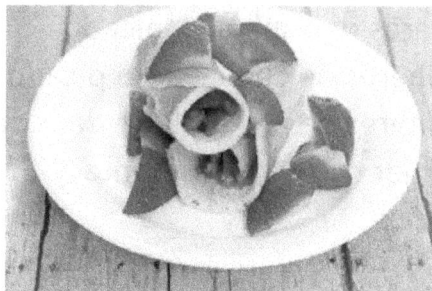

Às vezes, você só quer desfrutar de umareconfortante, porémdeliciosa comida no café da manhã. Este rolinho de panqueca certamente irá confortá-lo com seu sabor.Você pode preenchê-lo com qualquer tipo de recheioque desejar.Mirtilo, morango, limão e abacaxi podem ser uma ótima opção. No entanto, comer a versão original também irá satisfazer seu paladar.

Porção: 2

Tempo de Cozimento: 20 Minutos

Ingredientes:

- ½ xícara de farinha de amêndoa
- ½ xícara de farinha de coco

- ¼ xícara de leite de amêndoa
- 2 xícaras de água
- 2 ovos orgânicos
- 1 xícara de morangos frescos

Instruções:
1. Coloque farinha de amêndoa e farinha de coco em uma tigela.
2. Despeje leite de amêndoa e água na tigela e misture.
3. Adicione os ovos na mistura e mexa bem.
4. Pré-aqueça uma panela em fogo médio e pincele com azeite.
5. Despeje ¼ de xícara de massa na panela e gire a panela para espalhar a panqueca.
6. Transfira a panqueca para uma travessa e repita com a massa restante.
7. Depois disso, coloque os morangos frescos em um processador de alimentos e processe até ficar homogêneo.
8. Coloque uma panqueca em uma superfície plana e pincele uma colherada de purê de morango sobre a panqueca.

9. Enrole e arrume a panqueca em uma travessa e repita com as panquecas restantes.
10. Sirva e aproveite imediatamente.

Almoço

Salada de Frango com Morango

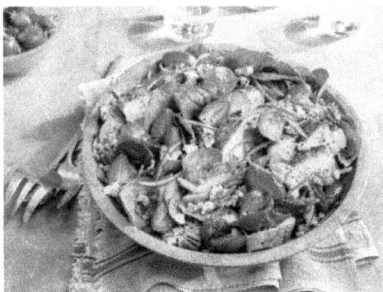

Esta salada irá satisfazê-lo desde a primeira mordida. Escolha o peito de frango orgânico sempre que possível e use frutas locais, pois elas são frescas e saudáveis. Se morango não está disponível no dia, você pode escolher outras frutas da temporada. Para o melhor resultado, grelhe o frango primeiro, mas adicione as frutas antes de comer.

Porção: 2

Tempo de Cozimento: 30 Minutos

Ingredientes:

- 450gde frango desossado

- 1 colher de chá de pimenta
- 1 colher de sopa de suco de limão
- 1colher de sopa de azeite
- 1 xícara de morangos picados
- ½ xícara de alface picada

Instruções:

1. Polvilhe pimenta sobre o frango e reserve.

2. Enquanto isso, pré-aqueça uma grelha em fogo médio e depois grelhe o frango por cerca de 25 minutos – certifique-se de que o frango esteja completamente cozido.

3. Uma vez feito, coloque o frango em uma superfície plana e corte em fatias.

4. Transfira o frango para uma tigela de salada e adicione morangos picados e alface na tigela.

5. Regue com azeite e sumo de limão sobre os ingredientes e misture.

6. Sirva e aproveite imediatamente.

Caçarola de Espaguete de Abóbora

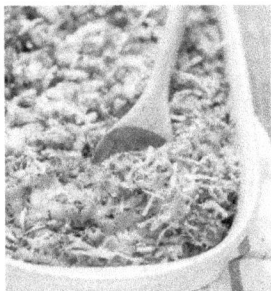

Surpreendentemente, a abóbora espaguete combina bem com uma simples caçarola. Com baixo teor de amido, a abóbora espaguete é uma boa opção para uma dieta lowcarb. Você pode desfrutar desta caçarola sem deixar uma sensação desconfortável mais tarde. Para uma escolha vegana, você pode substituir a carne moída por cogumelos. No entanto, se não houver outro ingrediente para substituir a carne, desfrutarda abóbora espaguete original parece ser uma ótima escolha também.

Porção: 4

Tempo de Cozimento: 60 Minutos

Ingredientes:

- 900g de abóbora espaguete
- 1 ½ colheres de azeite
- 450g decarne moída
- 2 colheres de sopa de cebola picada
- ¼ xícara de pimentão em cubos
- ¾ xícara de tomate picado
- 2 colheres de chá de alho picado
- ½ colher de chá flocos de pimenta vermelha
- 1 colher de sopa de salsa picada

Instruções:

1. Pré-aqueça o forno a 190° C, em seguida, prepare uma assadeira.

2. Corte a abóbora espaguete em metades e descarte as sementes.

3. Coloque a abóbora espaguete na assadeira e asse por 40 minutos.

4. Uma vez feito isso, retire do forno e deixe esfriar.

5. Usando um garfo, desfie a polpa da abóbora espaguete até formar o macarrão. Reserve.

6. Unte uma caçarola com spray de cozinha e reserve.

7. Pré-aqueça uma frigideira em fogo médio, em seguida, despeje o azeite nela.

8. Quando estiver quente, misture o alho picado e a cebola picada e refogue até ficar murcho e aromático.

9. Adicione a carne moída à frigideira e mexa até a carne ficar bem soltinha. Retire do fogão.

10. Adicione a abóbora espaguete à frigideira juntamente com os ingredientes restantes e misture bem.

11. Transfira para a caçarola preparada e depois espalhe uniformemente.

12. Asse por 20 minutos e, uma vez feito, retire do forno.

13. Sirva e aproveite.

Almôndegas de Cordeiro

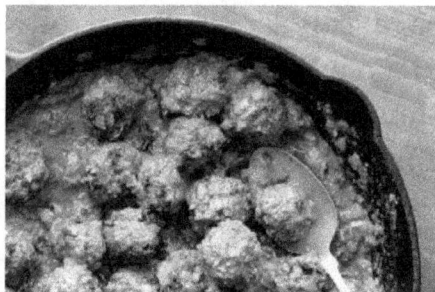

Deixe que todos saibam que cozinhar uma refeição deliciosa nem sempre é difícil. Você pode servir esta deliciosa almôndega em menos de meia hora. Algumas pessoas podem pensar que o cordeiro às vezes cheira mal. No entanto, esta receita prova que o cordeiro pode garantirdeliciosas fragrâncias. Adicionar algumas raspas de limão a esta almôndega é o segredo do aroma tentador. Aproveite!

Porção: 2

Tempo de Cozimento: 25 Minutos

Ingredientes:

- 450g decordeiro
- 1 ovo orgânico

- 1 colher de chá de alho picado
- 1 colher de chá de pimenta
- 1colher de chá de páprica
- 1colher de sopa de óleo de coco
- ½ xícara de cebola picada
- 1 colher de chá de casca de limão
- ½ xícara de leite de coco

Instruções:

1. Coloque o cordeiro moído em uma tigela e adicione o ovo, o alho picado, a pimenta e a páprica. Usando as mãos, misture os ingredientes.

2. Transforme a mistura em pequenas bolinhas e reserve.

3. Pré-aqueça uma frigideira em fogo médio, em seguida, despeje o óleo de coco nela.

4. Quando estiver quente, misture a cebola picada na frigideira e salteie até que fique translúcido e aromático.

5. Junte as raspas de limão e coloque o leite de coco na frigideira.

6. Adicione as almôndegas à frigideira e cozinhe até que as almôndegas não estejam mais rosadas e metade do leite de

coco seja absorvido pelas bolinhas - isso significa que as almôndegas estão prontas.

7. Transfira para um prato ou coloque na lancheira.

8. Aproveite seu delicioso almoço!

Salada de Cogumelos Vermelha e Verde

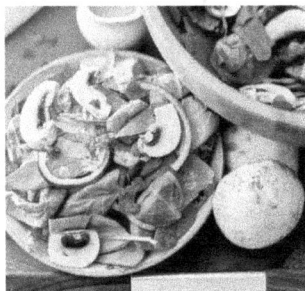

Cogumelo é bom porque é livre de gordura, sem glúten e livre de colesterol. Este ingrediente de baixa caloria é bom para ser consumido tanto no almoço quanto no jantar. Combine cogumelo com legumes e faça este prato se tornar um superalimento. Ele fornece nutrientes essenciais que são necessários ao seu corpo para acelerar o seu metabolismo. Você pode comer esta salada tanto quanto quiser sem problemas.

Porção: 2

Tempo de Cozimento: 20 Minutos

Ingredientes:

- 450g de cogumelo picado

- 1 colher de sopa de suco de limão
- ¼ colher de chá de casca de limão
- 2 colheres de sopa de azeite
- 1 colher de chá de alho picado
- ¼ colher de chá de pimenta
- ½ xícara de tomate picado
- 1 xícara de alface picada

Instruções:

1. Coloque o suco de limão e as raspas de limão em uma panela e acrescente azeite de oliva, alho picado e pimenta. Ferva.

2. Em seguida, misture o cogumelo picado na panela e refogue até murchar.

3. Transfira o cogumelo para uma tigela e adicione o tomate picado e a alface na tigela.Misture.

4. Sirva e aproveite!

Frango com Repolho

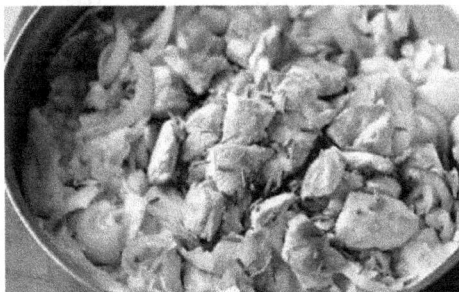

Este é um almoço rápido mas delicioso que todos irão gostar. Uma coisa boa que faz você amar esta salada é que esta salada fornece proteína e vitamina de uma só vez. Não se esqueça de que também contém fibras que o ajudarão a ficar cheio por mais tempo. Se gostar, você pode colocar ovo batido na frigideira antes de adicionar o repolho.

Porção: 2

Tempo de Cozimento: 20 Minutos

Ingredientes:

- 225g defrango desossado
- 1 xícara de repolho picado
- 1 ½ colheres de azeite

- 1 colher de chá de alho picado
- ½ xícara de cebola picada
- ½ xícara de caldo de galinha de baixo teor de sódio
- ½ colher de chá de gengibre

Instruções:

1. Pré-aqueça uma frigideira em fogo médio, em seguida, despeje o azeite na frigideira.

2. Quando estiver quente, misture o alho picado e a cebola picada e refogue até ficar murcho e aromático.

3. Pique o frango e adicione na frigideira.

4. Tempere com gengibre e depois coloque o caldo de galinha na frigideira.

5. Reduza o fogo e cozinhe até que o frango não esteja mais rosado e completamente cozido.

6. Junte o repolho picado e misture até o repolho ficar murcho.

7. Transfira para uma travessa e desfrute imediatamente.

Mexido de Camarão com Vegetais

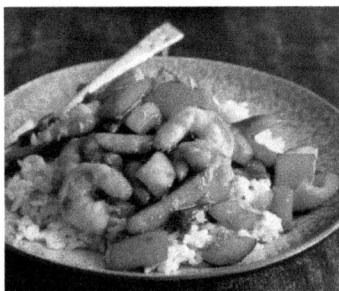

Camarão é sempre saboroso. Ele tem uma doçura natural sem adicionar ingredientes desnecessários. Certifique-se de escolher os camarões mais frescos para o melhor resultado. Além disso, não cozinhe os camarões por muito tempo para conservar a doçura. Use estes camarões e legumes para recarregar sua energia.

Porção: 2

Tempo de Cozimento: 10 Minutos

Ingredientes:

- ¾ xícara de camarão fresco
- ½ xícara de pimentão verde picado
- ½ xícara de pimentão vermelho picado
- ½ xícara de brócolis

- 1-½ colheres de sopa de óleo de abacate
- ½ xícara de cebola picada

Instruções:

1. Descasque os camarões e reserve.

2. Pré-aqueça uma frigideira em fogo médio, em seguida, coloque óleo de abacate.

3. Quando estiver quente, misture a cebola picada e refogue até ficar murcho e aromático.

4. Adicione os ingredientes restantes à frigideira e mexa até que os vegetais estejam murchos e os camarões estejam rosados.

5. Transfira para um prato e sirva.

6. Aproveite!

Torta de carne com amêndoas

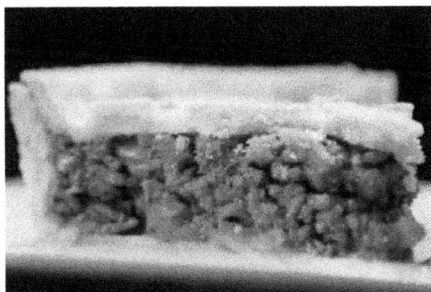

Deixe as pessoas felizes com esta gratificante torta! Esta é uma ótima torta para almoço e jantar. A massa desta torta é feita de amêndoa, crocante e saborosa. Com recheio de carne bovina, esta torta oferece-lhe um sabor delicioso que o seu paladar não pode negar. No entanto, se a carne moída não estiver disponível em sua cozinha, você pode usar frango, carne de porco ou cogumelo como alternativa. O sabor será tão bom quanto o original.

Porção: 2

Tempo de Cozimento: 60 Minutos

Ingredientes:

MASSA:

- ½ xícara de farinha de amêndoa
- 1-½ colheres de sopa de farinha de coco
- 3 colheres de sopa de manteiga
- 1 ovo orgânico
- 2 colheres de sopa de água

RECHEIO:
- ½ xícara de cebola picada
- 1 colher de chá de alho picado
- 1 colher de sopa de azeite
- 340gde carne moída
- ½ colher de sopa de orégano
- 2 colheres de sopa de purê de tomate
- 4 colheres de sopa de água

Instruções:

1. Pré-aqueça o forno a 176° C. Forre uma assadeira com papel manteiga.

2. Pré-aqueça uma frigideira em fogo médio, em seguida, despeje o azeite nela.

3. Junte o alho picado e a cebola e refogue até ficar murcho e aromático.

4. Adicione a carne na frigideira e tempere com orégano.

5. Despeje o purê de tomate e água na frigideira e misture bem.

6. Cozinhe até que a carne não fique mais rosa, então retire do fogo.

7. Em seguida, misture todos os ingredientes da massa e coloque em um molde de torta. Reserve alguns para cobrir a torta.

8. Pressione a massa na parte inferior e ao redor do molde.

9. Encha a massa com a mistura de carne e cubra com a massa restante.

10. Coloque a torta na assadeira e asse por 40 minutos.

11. Uma vez feito, retire do forno e coloque em uma travessa.

12. Aproveite!

Salada de Couve Crua com Manga Doce

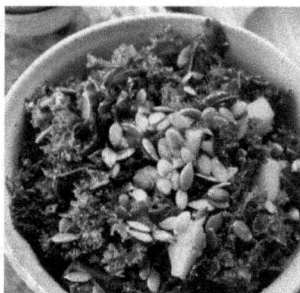

Nada é mais prático do que esta salada crua. Não somente prática, mas esta salada também traz grandes nutrientes para o seu corpo. Ambas, couve e manga são boas fontes de fibra, este prato irá suavizar o seu sistema digestivo para diminuir o risco de constipação.

Porção: 2

Tempo de Cozimento: 5 Minutos

Ingredientes:

- 1 xícara de couve picada
- 1 colher de chá de flocos de pimenta vermelha
- 2 colheres de sopa de suco de limão
- 3 colheres de sopa de azeite

- 1 colher de chá de canela
- ½ colher de chá de pimenta do reino
- 1 xícara de manga em cubos

Instruções:

1. Coloque a couve e os flocos de pimenta vermelha em uma tigela e regue uma colher de sopa de suco de limão sobre a couve.

2. Adicione azeite à tigela e massageie lentamente a couve até murchar e amolecer.

3. Em seguida, misture o restante suco de limão com canela e pimenta, em seguida, despeje sobre a couve. Misture.

4. Cubra com manga em cubos, em seguida, aproveite imediatamente.

Mexido de Tofu Rápido

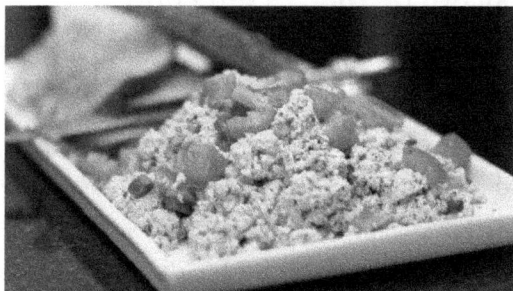

Como fonte de proteína vegetal, o tofu é bom para vegetarianos e não vegetarianos. Escolha tofu firme, pois contém menos água. Esta receita é um original tofu mexido. No entanto, você pode adicionar outros ingredientes, como vegetais, cogumelos e atum. Você também pode adicionar algumas especiarias que você acha que podem melhorar o sabor deste tofu mexido. Curry e pimentão certamente darão delicadeza extra para este prato.

Porção: 2

Tempo de Cozimento: 5 Minutos

Ingredientes:

- 450gde tofu firme
- ½ colher de chá de açafrão
- ½ colher de chá de cominho
- ½ colher de chá de páprica
- 2 colheres de sopa de leite de coco
- ¼ colher de chá de pimenta do reino
- 1 colher de cháóleo de abacate
- 1 colher de cháalho picado

Instruções:
1. Misture açafrão com cominho e páprica, em seguida, despeje o leite de coco na mistura.
2. Adicione a pimenta na mistura de especiarias e reserve.
3. Pré-aqueça uma frigideira em fogo médio, em seguida, despeje o óleo de abacate na frigideira.
4. Uma vez que o óleo estiver quente, misture o alho picado e refogue até ficar levemente marrom e aromático.
5. Pique o tofu em pequenos pedaços, em seguida, mexa na frigideira.
6. Usando uma espátula, refogue o tofu até ficar misturado.

7. Cozinhe por alguns minutos para garantir que o tofu esteja completamente cozido e temperado.

8. Transfira para um prato, em seguida, desfrute quente.

Vegetariano Saudável em Molho de Caju

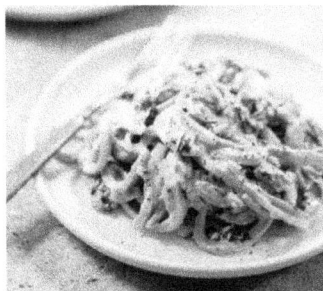

Simplesmente cozinhe no vapor todos os legumes por um curto período de tempo e regue o molho por cima. A chave para esta receita é o molho. Use a medida precisa para gerar o melhor sabor e textura do molho. Se você quiser adicionar proteína animal a este prato, você pode colocar um ovo com a gema mole em cima. Aproveite!

Porção: 2

Tempo de Cozimento: 5 Minutos

Ingredientes:

- ½ xícara de brotos de feijão
- 1 xícara de espinafre picado
- 1 xícara de repolho picado
- 1 xícara de pepino picado

- ½ xícara de cubos de tofu frito

MOLHO:

- 1 xícara de caju torrado
- ½ colher de cháde tamarindo
- ½ colher de cháde pimenta
- ½ xícara de água

Instruções:

1. Cozinhe alternadamente no vapor brotos de feijão, espinafre e repolho. Coloque em um prato.

2. Coloque o caju, a pimenta e o tamarindo no liquidificador e, em seguida, despeje a água no liquidificador. Misture até ficar homogêneo e incorporado.

3. Adicione o tofu e o pepino ao prato e despeje o molho de caju sobre as saladas.

4. Sirva e aproveite imediatamente.

Caçarola de Tomate com Queijo

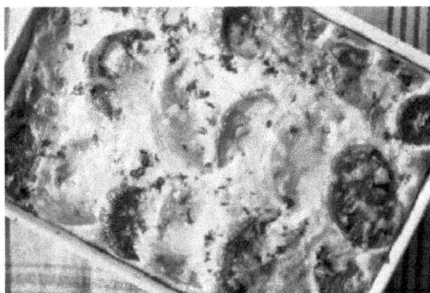

Esta caçarola é tão gostosa, saborosa e cheia de queijo. Além disso, esta caçarola é muito suave para seu paladar. Se você não gosta de tomate, basta removê-lo da receita e colocar outras coberturas nessa caçarola. Se você é um amante de queijo você pode polvilhar mais queijo ralado no topo.

Porção: 4

Tempo de Cozimento: 60 Minutos

Ingredientes:

- 3 tomates médios
- 8 ovos orgânicos
- ¼ xícara de leite de amêndoa
- 2 xícaras de queijo ralado

- ¼ colher de chápimenta

Instruções:

1. Pré-aqueça o forno a 190° C, em seguida, unte uma caçarola média com spray de cozinha.

2. Quebre os ovos, em seguida, coloque em uma tigela.

3. Adicione o queijo ralado na tigela e despeje o leite de amêndoa sobre o queijo.

4. Tempere com pimenta e misture bem.

5. Despeje a mistura na caçarola untada e espalhe uniformemente.

6. Corte os tomates em fatias e coloque no topo.

7. Asse por 30 Minutos ou até o ovo ficar bom.

8. Uma vez feito isso, retire a caçarola do forno e deixe-a esfriar.

9. Sirva e aproveite!

Bolo de Carne de Peru com Laranja

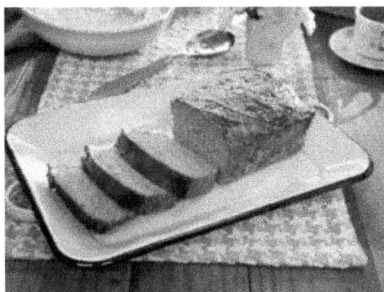

Esta é uma receita sem erro para um bolo de carne. Mesmo se você não tiver um processador de alimentos, você ainda pode fazer este bolo de carne. Só que a textura do bolo de carne não será tão suave quanto a original. No entanto, o sabor do bolo de carne será tão delicioso quanto o original. Para melhorar o sabor e adicionar alguns nutrientes, você pode incluir alguns vegetais neste bolo de carne, como cenoura, brócolis ou espinafre.

Porção: 2

Tempo de Cozimento: 30 Minutos

Ingredientes:

- 450gde peru moído

- ½ xícara de suco de laranja
- ½ colher de chá de raspas de limão
- ¼ xícara de farinha de amêndoa
- 1 ovo orgânico
- 1 colher de cháde alho picado
- ¼ colher de chá depimenta
- ½ colher de cháde noz-moscada

Instruções:

1. Coloque todos os ingredientes em um processador de alimentos e processe até misturar.

2. Coloque uma folha de alumínio sobre uma superfície plana e coloque a mistura de peru sobre ela.

3. Molde a mistura em uma forma e envolva bem com a folha de alumínio.

4. Cozinhe o bolo de peru por 40 minutos no vapor.

5. Uma vez feito, retire do vapor e deixe esfriar por alguns minutos.

6. Desembrulhe o bolo de carne de peru e corte em fatias grossas.

7. Arrume em uma travessa ou em uma lancheira e aproveite este delicioso almoço.

Frango com Abacaxi em Tigela de Alface

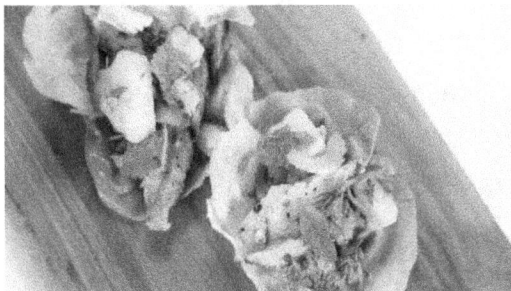

Você ficará surpreso em saber como esta refeição é deliciosa. O frango saboroso que é combinado com a doçura do abacaxi em um envoltório de alface vai realmente fazer sua língua dançar. Para economizar seu tempo, você pode fazer uma grande porção de recheio. Guarde em um recipiente fechado, em seguida, mantenha na geladeira por até 4 dias. A sobra do recheio também pode ser usada para uma caçarola ou arroz de couve-flor frita.

Porção: 2

Tempo de Cozimento: 20 Minutos

Ingredientes:

- 1 xícara de frango moído

- 1 ½ colher de chá de azeite
- ½ xícara de abacaxi picado
- 1 colher de sopacebola picada
- 1 colher de chápimenta do reino
- ¼ xícara de caldo de frango com baixo teor de sódio
- Alface fresca

Instruções:

1. Coloque uma frigideira em fogo médio, em seguida, despeje o azeite nele.

2. Quando estiver quente, misture a cebola picada e salteie até ficarem aromáticos e translúcidos.

3. Adicione o frango moído à frigideira e tempere com pimenta.

4. Despeje o caldo de galinha na frigideira e mexa bem.

5. Reduza o fogo e cozinhe até que o caldo seja completamente absorvido pelo frango.

6. Retire do fogo, em seguida, misture o abacaxi.

7. Prepare a alface fresca em um prato e encha com o frango cozido.

8. Aproveite!

Rolinho de Espinafre com Salmão e Queijo

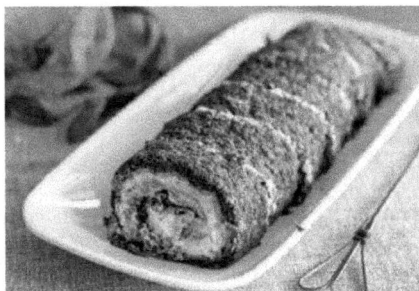

Este rolinho contém nutrientes completos de uma só vez. O espinafre representa vegetal, o tofu vem da proteína vegetal, os ovos agem como proteína animal e o queijo mostra o envolvimento das gorduras. Este prato significa colocar todos os nutrientes bons em seu corpo. Se você gosta, você pode mergulhar este rolinho em molho de tomate caseiro para uma delicadeza extra.

Porção: 2

Tempo de Cozimento: 40 Minutos

Ingredientes:

- 2 xícaras de espinafre

- 900gde tofu
- 3 ovos orgânicos
- 450g defilé de salmão
- 1 xícara de queijo ralado
- ½ xícara de cebola picada
- ½ colher de chápimenta

Instruções:

1. Cozinhe o espinafre no vapor por alguns segundos ou até que o espinafre murche. Reserve.

2. Coloque o tofu em um processador de alimentos e processe até ficar homogêneo.

3. Misture o tofu com ovo, queijo, cebola e pimenta e misture bem.

4. Coloque uma folha de alumínio sobre uma superfície plana e, em seguida, organize o espinafre murcho sobre ele.

5. Espalhe a mistura de tofu sobre o espinafre e, em seguida, coloque as fatias de salmão no topo.

6. Role-o com cuidado e enrole-o bem.

7. Cozinhe o rolinho no vapor por cerca de 30 minutos.

8. Uma vez feito isso, retire do vapor e deixe esfriar.

9. Quando o rolinho estiver frio, desembrulhe e corte em fatias.

10. Arrume em um prato e aproveite!

Jantar

Pimentão Recheado com Queijo

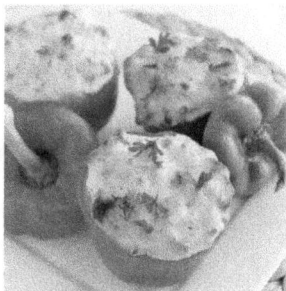

Este pimentão recheado não é apenas saudável, mas também saboroso. Este tipo de comida é útil quando você precisa de um jantar rápido e bonito. O recheio para os pimentões pode variar de acordo com o seu desejo. No entanto, para um melhor resultado, você deve escolher o pimentão mais fresco e firme do mercado.

Porção: 3

Tempo de Cozimento: 20 Minutos

Ingredientes:
- 6 pimentões

- 1 xícara de cebola picada
- 2 colheres de cháalho picado
- 12 ovos orgânicos
- 2 xícaras de leite de amêndoa
- 1 xícara de queijo mussarela ralado
- ½ colher de chápimenta

Instruções:

1. Pré-aqueça o forno a 176° C, em seguida, forre uma assadeira com papel manteiga. Reserve.

2. Corte o topo dos pimentões e descarte as sementes.

3. Quebre os ovos e coloque em uma tigela.

4. Adicione cebola, alho picado e leite de amêndoa na mistura de ovos. Misture bem.

5. Encha cada pimentão com a mistura de ovo e polvilhe o queijo mussarela por cima.

6. Arrume os pimentões na assadeira preparada e cozinhe por 20 minutos ou até que os ovos estejam prontos.

7. Uma vez feito, retire do forno e transfira para a travessa.

8. Sirva e aproveite!

Macarrão de Abobrinha Salteada

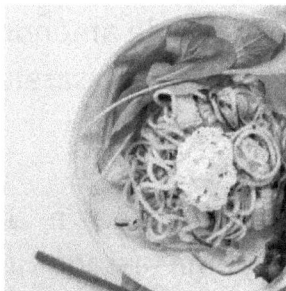

Macarrão geralmente tem alto teor de carboidratos, mas o que acontece com este macarrão? Sinta-se livre para comer este macarrão, tanto quanto você quiser, pois é saudável. Surpreendentemente, os ovos de codorna nesta receita proporcionam muitos benefícios para a saúde, como melhorar os níveis de energia, estimular o crescimento e reduzir a pressão arterial. Você pode gastar muito tempo para descascar os ovos, mas a delicadeza que você obtém das codornas é incomparável.

Porção: 2

Tempo de Cozimento: 15 Minutos

Ingredientes:

- 2 abobrinhas médias
- 6 ovos de codorna cozidos
- 2 colheres de cháazeite
- 2 colheres de cháalho picado
- 2 colheres de sopas cebola picada
- ½ colher de chápimenta

Instruções:

1. Corte as abobrinhas em metades e descarte as sementes.

2. Usando um descascador de vegetais em tiras, raspe a abobrinha em forma de macarrão. Reserve.

3. Pré-aqueça uma frigideira em fogo médio, em seguida, despeje o azeite nela.

4. Quando estiver quente, misture o alho picado e a cebola picada e refogue até ficar aromático e levemente marrom.

5. Adicione o macarrão de abobrinha e os ovos de codorna à frigideira e tempere com pimenta.

6. Transfira para um prato, em seguida, desfrute quente.

Sopa de Camarão com Tomate

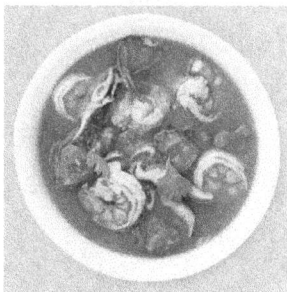

Novamente, os camarões são os melhores, especialmente em tamanho maior. O tomate nesta receita aumenta o sabor dos camarões. Adicione um pouco de chili se você gosta do sabor picante e aproveite esta sopa enquanto ainda está quente. Você também pode incluir alguns outros ingredientes para dar mais variações para esta sopa. Filé de peixe, lula e carne de caranguejo podem ser uma ótimas escolhas de ingredientes adicionais.

Porção: 2

Tempo de Cozimento: 30 Minutos

Ingredientes:

- 450gde camarões frescos
- 450g de tomates
- 3 colheres de sopa depimentas vermelhas picadas
- 3 colheres de sopade manjericão picado
- 1 colher de cháde alho picado
- ½ colher de cháde orégano
- 1 xícara decaldo de frango com baixo teor de sódio

Instruções:

1. Pré-aqueça um forno a 205° C, em seguida, forre uma assadeira com papel alumínio.

2. Coloque os tomates na assadeira e cozinhe até ficarem moles.

3. Retire o tomate assado do forno e transfira para o liquidificador. Misture até ficar homogêneo.

4. Despeje o purê de tomate em uma panela junto com o caldo de frango e tempere com pimenta vermelha, manjericão, alho picado e orégano. Ferva.

5. Uma vez fervido, reduza o fogo e junte os camarões à panela. Ferva novamente.

6. Uma vez feito isso, transfira para uma tigela e então aproveite quente.

Bife com Aspargos

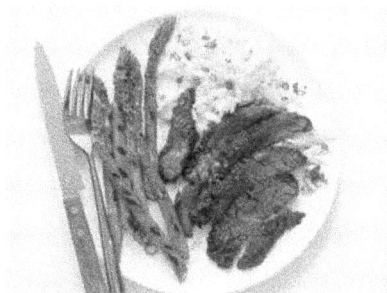

Por que você deve ir a um restaurante chique se você pode servir um bife saboroso da sua linda cozinha? Como este bife é feito em casa, você pode garantir a qualidade do lombo de vaca que você usa. Além disso, você também pode controlar a porção da comida, de modo a adequar-se ao seu programa de dieta. Não se preocupe, o sabor e a textura deste bife são tão bons quanto o bife do restaurante.

Porção: 2

Tempo de Cozimento: 20 Minutos

Ingredientes:

- 450gde lombo de vaca
- ½ colher de cháde pimenta

- 2 colheres de sopade suco de limão
- 2 colheres de sopade azeite
- ¼ xícara de cebola picada
- 450gde aspargos picados
- ½ xícara de tomate de cereja cortados ao meio
- ½ xícara de folhas de hortelã picada
- ½ xícara de salsa picada

Instruções:

1. Pré-aqueça uma grelha em fogo médio.

2. Tempere a carne com pimenta, em seguida, grelhe até atingir o seu cozimento desejado. Transfira para uma travessa e corte em fatias.

3. Enquanto isso, pré-aqueça um forno a 218° C, em seguida, forre uma assadeira com papel alumínio. Reserve.

4. Em seguida, coloque o azeite, o suco de limão e a cebola em uma tigela e misture bem.

5. Adicione aspargos, tomate cereja, folhas de hortelã e salsa na tigela e misture bem.

6. Espalhe a mistura vegetal sobre a assadeira preparada e asse por 12 minutos até que o aspargo esteja crocante.

7. Coloque os aspargos ao lado do bife e sirva imediatamente.
8. Aproveite!

Frango com Limão e Alho

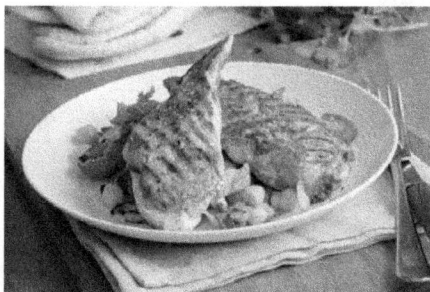

Se você está procurando um jantar leve, mas de bom gosto, este frango é a melhor escolha. Temperado com limão e alho, esta receita certamente irá satisfazer seu paladar e seu estômago de uma só vez. Com pimenta do reino adicional no topo, esta receita é uma ótima opção de jantar para você e seus entes queridos. Aproveite este frango com legumes assados para obter fibras extras para o seu corpo.

Porção: 2

Tempo de Cozimento: 25 Minutos

Ingredientes:

- 450g depeito de frango desossado
- ¼ colher de cháde pimenta do reino

- ¼ colher de chá de pimenta caiena
- 2 colheres de chá de alho picado
- ¼ colher de chá de tomilho
- 2 colheres de sopa de manteiga salgada
- 3 colheres de chá de azeite
- 2 limões frescos

Instruções:
1. Junte pimenta, páprica, pimenta de caiena, alho picado e tomilho em uma tigela. Misture.
2. Esfregue a mistura de especiarias no frango e deixe descansar por 5 minutos.
3. Pré-aqueça uma frigideira em fogo médio, em seguida, derreta a manteiga nela.
4. Adicione o frango à frigideira e salteie até que o frango esteja levemente marrom. Certifique-se de que o frango esteja completamente cozido.
5. Corte os limões em metades e esprema sobre o frango.
6. Cozinhe o frango por mais 5 minutos e transfira para uma travessa.
7. Sirva e aproveite quente.

Pizza de Couve-Flor com Queijo Derretido

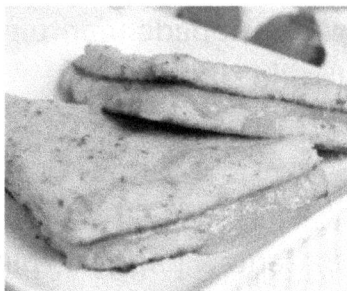

O básico desta receita é arroz de couve-flor. Embora o arroz de couve-flor seja bom, não se pode negar que algumas crianças podem se recusar a consumi-lo. Esta pizza de couve-flor é uma ótima maneira de fazem com que as crianças gostem mais da couve-flor. Com queijo derretido, certamente nenhuma criança pode se recusar a comê-lo.

Porção: 2

Tempo de Cozimento: 40 Minutos

Ingredientes:
- 2 xícaras de floretes de couve-flor
- 2 ovos orgânicos
- 1 xícara de queijo mussarela ralado

- 1 colher de cháde orégano
- 2 colheres de sopade cebola picada
- ¼ colher de cháde pimenta

Instruções:

1. Pré-aqueça um forno a 218° C, em seguida, forre uma assadeira com papel manteiga.

2. Cozinhe no microondasos floretes de couve-flor em potência média por 2 minutos.

3. Transfira os floretes de couve-flor para um processador de alimentos, em seguida, processe até se tornar uma forma de arroz.

4. Combine o arroz de couve-flor com ovos e tempere com orégano, cebola picada e pimenta. Misture bem.

5. Despeje a mistura na assadeira e espalhe uniformemente.

6. Polvilhe queijo mussarela ralado sobre a couve-flor e cozinhe por 25 minutos - o queijo vai derreter.

7. Uma vez feito isso, retire do forno e coloque em uma superfície plana.

8. Sirva e aproveite quente.

Salmão Assado com Limão

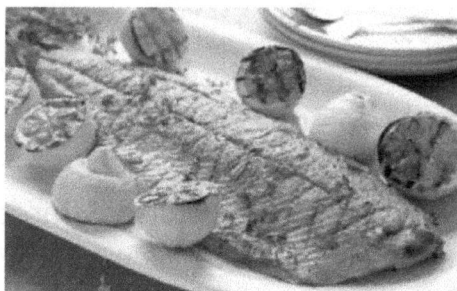

Este salmão assado é o jantar mais fácil que você pode fazer. Embora seja fácil de fazer, não há dúvidasda delicadeza deste salmão. Com um suco de limão extra sobre o salmão, você elimina o aroma de peixe do salmão, para que possa desfrutar do delicioso salmão de sempre.

Porção: 2

Tempo de Cozimento: 30 Minutos

Ingredientes:

- 1 ½ colher de chá de azeite
- 450g de filé de salmão
- ½ colher de cháde pimenta do reino
- 4 colheres de sopade manteiga
- ¼ xícara de suco de limão

- 1 limão fresco

Instruções:

1. Pré-aqueça um forno a 200° C e unte uma assadeira com azeite.

2. Coloque o filé de salmão na assadeira e polvilhe a pimenta por cima.

3. Corte o limão fresco em fatias e, em seguida, arrume sobre o salmão.

4. Coloque a manteiga no topo para cozinhar por 30 minutos até que o salmão fique opaco.

5. Uma vez feito isso, retire do forno e sirva imediatamente.

Lombinho de Porco com Pimenta do Reino

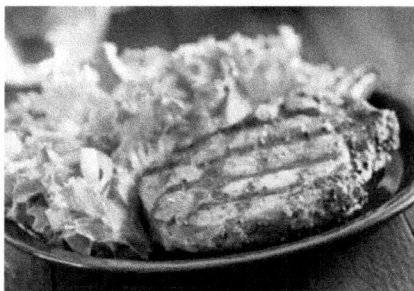

O indicador de um lombinho de porco perfeito é a textura suculenta. Isto é exatamente o que você vai conseguir ao cozinhar este lombo de porco. Este porco é simplesmente temperado com alho e pimenta apenas para manter o sabor original da carne de porco. No entanto, esta receita pode ser facilmente modificada, adicionando vários Ingredientes que você gosta, como cebola, cogumelo e nozes de baixo carboidrato.

Porção: 2

Tempo de Cozimento: 30 Minutos

Ingredientes:

- 340g delombo de porco
- 1 colher de chápimenta do reino
- 4 colheres de sopade molho shoyo de coco
- 1 colher de sopaalho picado

Instruções:

1. Pré-aqueça o forno a 218° C, em seguida, forre uma assadeira com papel alumínio.

2. Coloque a carne de porco na assadeira e polvilhe pimenta do reino e alho picado sobre a carne de porco.

3. Regue o molho de shoyo de coco por cima e depois asse por 25 minutos.

4. Uma vez feito, retire a carne de porco do forno e transfira para um prato.

5. Sirva e aproveite imediatamente.

Sopa de Rabada com Couve

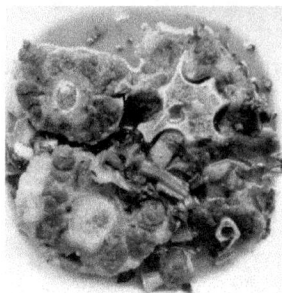

Esta sopa de rabada é boa para ser apreciada em uma noite fria. A melhor maneira de reduzir as gorduras desnecessárias desta sopa é despejar o primeiro molho que é usado para ferver a sopa de rabada. Despeje o caldo de carne depois de derramar o primeiro molho, em seguida, tempere com as especiarias listadas na receita. Aproveite enquanto está quente.

Porção: 2

Tempo de Cozimento: 15 Minutos

Ingredientes:
- 450g derabada cozida

- ½ xícara de cebola picada
- ½ colher de chá de pimenta
- ½ colher de chá de noz-moscada
- 2 xícaras de caldo de carne com baixo teor de sódio
- 2 xícaras de couve picada

Instruções:

1. Coloque as rabadas cozidas em uma panela, em seguida, despeje o caldo de carne na panela.

2. Acrescente a noz-moscada, a pimenta e a cebola picada na panela. Ferva.

3. Uma vez fervida, adicione a couve verde picada e mexa bem.

4. Transfira a sopa para uma tigela e sirva.

5. Aproveite quente.

Frango Assado

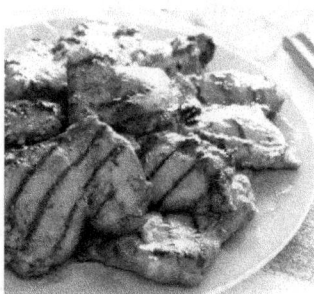

Esta é uma receita simples para cozinhar peito de frango sem pele. Embora este frango seja cozido de uma forma simples, o sabor do frango é absolutamente fantástico. A chave para deixar o frango grelhado saudável e saboroso é controlar o fogo no médio. Além do jantar, esta comida também é um ótimo almoço. Aproveite!

Porção: 2

Tempo de Cozimento: 40 Minutos

Ingredientes:
* 450gde frango desossado
* 1 colher de cháalho picado

- 1 colher de cháde pimenta jalapeño em cubos
- 2 colheres de sopade azeite
- ½ colher de cháde pimenta do reino

Instruções:

1. Misture alho picado, pimenta jalapeño em cubos, pimenta do reino e azeite, misture bem.

2. Esfregue as especiarias no frango e deixe marinar por cerca de 20 Minutos. Coloque na geladeira para manter o frango fresco.

3. Pré-aqueça uma grelha em fogo médio e depois grelhe o frango.

4. Uma vez que o frango estiver pronto, coloque em um prato, em seguida, desfrute quente.

Espetinhos de Camarão e Tomate

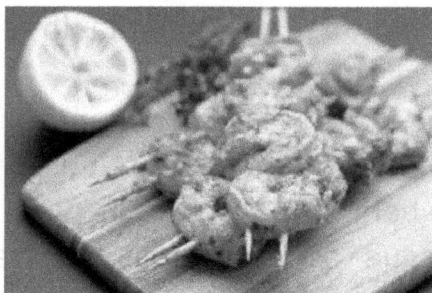

Espetinho é um tipo de prato que tem muitas variantes. Os ingredientes nesta receita são apenas exemplos. Você pode modificar livremente e alterar os ingredientes com outras carnes e vegetais. Não se preocupe, o sabor do espetinho será tão delicioso quanto o original. Use sua criatividade em combinar a comida, considerando o sabor e a cor da comida. Espero que você possa criar espetinhos tentadores e deliciosos.

Porção: 2

Tempo de Cozimento: 25 Minutos

Ingredientes:

• 450g de camarão

- ½ xícara de tomate cereja
- ¼ colher de chá decurry
- 1 xícara de iogurte natural
- 2 colheres de sopade suco de limão
- ½ colher de cháde pimenta

Instruções:
1. Misture iogurte com curry e suco de limão e misture bem.
2. Tempere com pimenta e junte os camarões à mistura. Usando as mãos, esprema os camarões até que estejam completamente temperados.
3. Alternadamente espete os camarões e tomates cereja, em seguida, coloque em um prato.
4. Pré-aqueça uma grelha em fogo médio e depois grelhe o espetinho de camarão.
5. Uma vez feito isso, coloque em uma travessa e desfrute imediatamente.

Bolinho de Atum com Molho de Limão

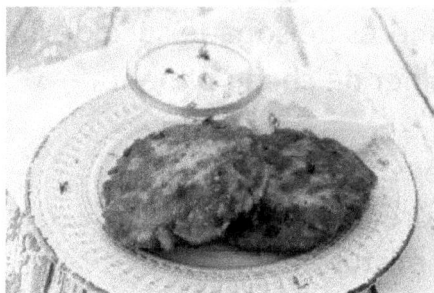

Este bolinho de atum não é apenas saudável, mas também amigo das crianças e do orçamento. Com o limão extra e molho de queijo sobre os hambúrgueres, esta receita será uma das mais favoritas entre outras receitas. Adicione alguns legumes picados nos hambúrgueres de atum para enriquecer o conteúdo nutritivo do alimento.

Porção: 2

Tempo de Cozimento: 20 Minutos

Ingredientes:

- 225g de filé de atum
- 1 ovo orgânico
- 1 colher de sopa de manteiga derretida

116

- 2 colheres de sopade alho-poró picado
- 3 colheres de sopade farinha de coco
- ¾ xícara de leite de coco
- ½ xícara de cheddar ralado

Instruções:

1. Pré-aqueça o forno a 204° C, em seguida, forre uma assadeira com papel manteiga.

2. Coloque os filés de atum no processador de alimentos e acrescente a manteiga, 2 colheres de sopa de farinha de coco e o ovo no processador de alimentos. Processe até ficar homogêneo.

3. Adicione o alho-poró picado na mistura e, em seguida, modele a mistura em forma de hambúrguer. Organize na forma preparada.

4. Asse por 15 minutos ou até que os bolinhos fiquem prontos.

5. Uma vez feito isso, retire do forno e coloque em uma travessa.

6. Enquanto isso, despeje o leite de coco em um panela e leve ao fogo brando.

7. Pegue uma colher de leite de coco e misture com a farinha de coco restante.

8. Volte a misturar o leite de coco com o queijo ralado. Misture até o queijo estar completamente derretido.

9. Despeje o molho de queijo sobre o bolinho de atum e sirva imediatamente.

Salmão Frito com Pesto Verde

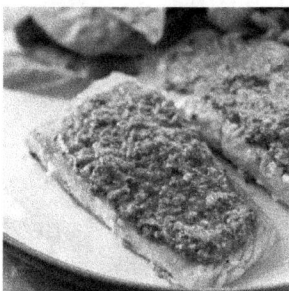

Esta é realmente uma receita tradicional do Sudeste Asiático. Fritar peixe às vezes é complicado. No entanto, se você souber o segredo, fritar peixe pode se tornarmuito fácil para você. Pré-aqueça o óleo em fogo baixo desde o início até atingir a temperatura desejada. Pouco antes de adicionar o peixe à frigideira, levante o fogo para médio e frite o peixe. Boa sorte!

Porção: 2

Tempo de Cozimento: 20 Minutos

Ingredientes:

- 225g de filé de salmão
- 1 colher de cháde suco de limão
- 1 colher de cháde coentro
- 1colher de cháde alho picado
- Óleo de coco, para fritar

PESTO:

- ¼ xícara de pimenta verde
- 3 chalotas

Instruções:

1. Regue o suco de limão sobre o salmão e esfregue o alho picado e coentro no salmão.

2. Coloque o salmão temperado em um recipiente e deixe marinando por cerca de 15 minutos. Coloque na geladeira para mantê-lo fresco.

3. Depois de 15 minutos, pré-aqueça uma frigideira em fogo médio, em seguida, despeje o óleo de coco nele.

4. Uma vez que o óleo esteja quente, adicione o salmão à frigideira e frite até que ambos os lados do salmão estejam levemente marrons.

5. Enquanto isso, coloque a pimenta verde e a cebolinha em um processador de alimentos e processe até ficar homogêneo.

6. Transfira a mistura de pimenta para uma tigela e despeje uma colher de chá de óleo de coco da frigideira. Misture bem.

7. Retire o salmão da frigideira e descarte o óleo.

8. Coloque em uma travessa e sirva com o pesto verde.

9. Aproveite quente.

Aperitivo

Chips de Abobrinha

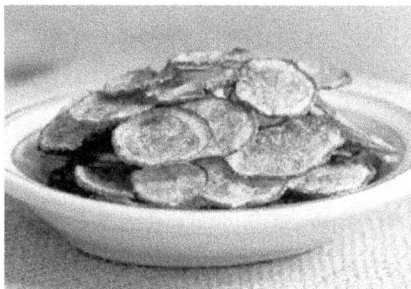

Se você tem chips mais saudáveis, por que você deveria comprar chips embalados do minimercado? Este chip de abobrinha não só é bom para a sua saúde, mas também é bom para o seu bolso. Esses chips de abobrinha provam que chips saudáveis podem ser servidos em casa com preço mais barato, mas com melhor sabor.

Porção: 2

Tempo de Cozimento: 30 Minutos

Ingredientes:

- 2 abobrinhas médias
- 1 colher de sopade azeite

- 1 colher de chá de pimenta

Instruções:

1. Pré-aqueça um forno a 204° C, em seguida, forre uma assadeira com papel alumínio.

2. Corte as abobrinhas em fatias finas e misture com azeite de oliva.

3. Coloque a abobrinha fatiada na assadeira preparada.

4. Polvilhe pimenta sobre a abobrinha, em seguida, cozinhe por cerca de 25 minutos ou até ficar crocante.

5. Retire do forno e transfira para uma travessa.

6. Aproveite quente ou frio.

Pêssego Amanteigado Grelhado

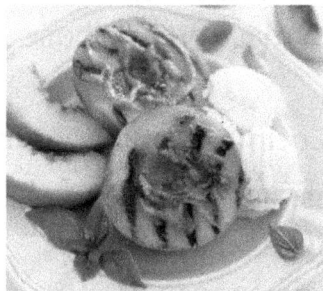

Se você nunca comeu pêssegos grelhados antes, então este é o momento certo para experimentar. Escolha os pêssegos mais frescos que você pode encontrar no mercado local. Pressione as frutas um pouco e escolha aquelas com aroma perfumado. Além disso, escolha os firmes. Se as frutas estiverem murchas, não as compre porque isso afetará o resultado do pêssego grelhado.

Porção: 2

Tempo de Cozimento: 10 Minutos

Ingredientes:

- 4 pêssegos
- 2 colheres de sopade manteiga
- 1 colher de cháde raspas de laranja

Instruções:

1. Pré-aqueça uma grelha em fogo médio.

2. Corte os pêssegos em metades e coloque na grelha com o lado interior por baixo e o lado exterior por cima.

3. Unte o lado externo com manteiga e grelhe por cerca de 2 minutos.

4. Vire os pêssegos e pincele o lado interno com manteiga.

5. Polvilhe as raspas de laranja por cima e depois grelhe até ficarem tenras.

6. Arrume os pêssegos grelhados em uma travessa e desfrute na hora do lanche.

Couve-Flor Assada com Queijo

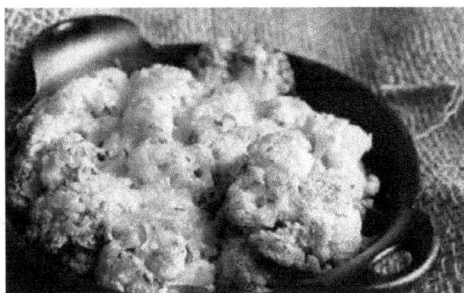

Com o queijo adicional, esta couve-flor assada terá um sabor tão delicioso quanto pipoca. Este aperitivo é um ótimo companheiro durante a hora do filme. É baixo em calorias, mas rico em conteúdo nutritivo. A couve-flor assada garante que você não vai ganhar peso, embora você continue comendo aperitivos.

Porção: 2

Tempo de Cozimento: 50 Minutos

Ingredientes:

- 2 xícaras de floretes de couve-flor
- ½ xícara de cebola picada
- 1 colher de cháalho picado
- ¼ xícara de azeite

- ½ colher de chápimenta do reino
- ½ xícara de queijo parmesão ralado

Instruções:
1. Pré-aqueça um forno a 218° C, em seguida, forre uma assadeira com papel manteiga.
2. Coloque os floretes de couve-flor em uma tigela e adicione cebola picada e alho picado.
3. Regue o azeite de oliva sobre os vegetais e misture.
4. Transfira os floretes de couve-flor para a assadeira preparada e espalhe-as uniformemente.
5. Cozinhe por 40 minutos ou até a couve-flor ficar crocante.
6. Em seguida, retire a assadeira do forno e polvilhe queijo parmesão ralado e pimenta em cima.
7. Asse novamente por mais 10 Minutos e transfira a couve-flor para uma travessa.
8. Sirva e aproveite!

Queijo Crocante

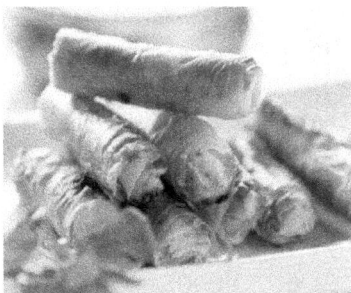

Este aperitivo pode ser caro. No entanto, o sabor que é gerado por este aperitivo é igual ao preço. Este aperitivo é ótimo para crianças. É por isso que, se você servir em uma festa de aniversário, você verá que ele irá embora em alguns minutos. Crocante por fora e derretido por dentro, este aperitivo fica muito melhor se você apreciá-lo com molho de tomate caseiro.

Porção: 2

Tempo de Cozimento: 10 Minutos

Ingredientes:
- 450g de queijo mussarela
- ¼ xícara de farinha de amêndoa
- 1 xícara de água

- Azeite, para fritar

Instruções:

1. Corte a mussarela em palitos e depois enrole na farinha de amêndoa.
2. Pegue os palitos de queijo da farinha de amêndoa e mergulhe na água.
3. Devolva os palitos de queijo à farinha de amêndoa e enrole-os até que todos os palitos estejam completamente cobertos com farinha de amêndoa.
4. Pré-aqueça uma frigideira em fogo médio, em seguida, despeje o azeite nela.
5. Uma vez que o óleo esteja quente, adicione os palitos de queijo revestidos na frigideira e frite até dourar levemente.
6. Retire o queijo frito da frigideira e descarte o óleo.
7. Arrume em um prato e desfrute do aperitivo!

Creme de Abacate com Canela

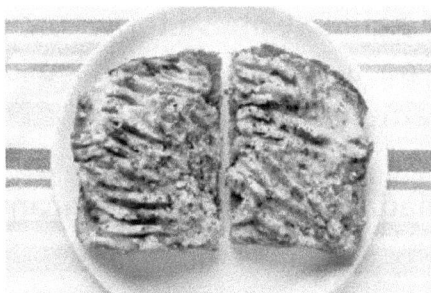

Embora este aperitivo seja muito simples, este aperitivo é absolutamente saudável. O abacate é a melhor fruta na dieta lowcarb. Contém gorduras boas e saudáveis que irão apoiar o seu método de dieta lowcarb. A textura suave e cremosa, além da doçura natural do abacate certamente pode dificultar a sua vontade de desistir de comer abacate.

Porção: 2

Tempo de Cozimento: 5 Minutos

Ingredientes:
- 2 abacates maduros
- 1 colher de cháde canela

Instruções:

1. Corte os abacates em metades e descarte as sementes.
2. Usando uma colher, retire a polpa do abacate e amasse até se tornar um purê.
3. Polvilhe a canela por cima e desfrute imediatamente.

Salada de Frutas Ácidas Picante

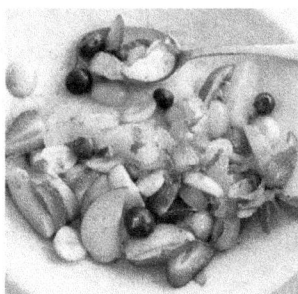

Esta salada de frutas tem um molho exclusivo. Vai desde o sabor doce, azedo e picante de uma só vez. Sinta-se à vontade para substituir as frutas por todos os tipos de frutas que estão na estação. Só pegue as frutas com textura firme. Sirva e aproveite esta salada de frutas em uma tarde quente e ensolarada. É melhor usar as frutas da geladeira.

Porção: 2

Tempo de Cozimento: 5 Minutos

Ingredientes:

- ½ xícara de maçã picada
- ½ xícara de manga picada
- ½ xícara de pepino picado
- ½ xícara de abacaxi picado
- ¼ dexícara de suco de laranja sem açúcar
- ½ colher de chá de tamarindo
- 1 colher de chápimenta picada

Instruções:

1. Coloque todas as frutas em uma saladeira.

2. Misture suco de laranja com tamarindo e pimenta picada e misture bem.

3. Despeje a mistura de suco de laranja sobre as frutas e misture bem.

4. Sirva imediatamente ou guarde na geladeira se quiser consumir mais tarde.

CONCLUSÃO

Parabéns!

Você chegou à última página do livro. Espero que este livro ajude você a entender o método de dieta LowCarb.

Ter uma ingestão de carboidratos extremamente baixa pode ser tão difícil no início. No entanto, você não precisa se preocupar. Com um pouco de disciplina, seu corpo se adaptará facilmente ao novo hábito alimentar em um curto período de tempo.

Siga as dicas para iniciar a dieta LowCarb em sua vida e experimente as receitas para apoiar o novo hábito alimentar. Faça exercícios regularmente para complementar este método de dieta e alcançar o melhor resultado.

Lembre-se, o principal ponto deste método de dieta é alcançar os objetivos e não em quanto tempo você os alcança. Seja disciplinado para permanecer no caminho da dieta LowCarb e ganhar um condicionamento físico mais saudável.

Seja lowcarb, seja saudávelpessoal!

Parte 2

Introdução

Comer de forma saudável e perder peso é difícil e muitas vezes confuso. Este livro completo de baixo carboidrato inclui uma grande coleção de receitas de baixo carboidrato. As deliciosas e saudáveis receitas deste livro são tão boas que você esquecerá que está de dieta. Vários estudos científicos mostram que as pessoas que seguem uma dieta baixa em carboidratos perdem peso mais rapidamente do que qualquer outra dieta. Repetidas vezes, os cientistas têm dito que "não é gordura, mas carboidratos que nos engordam".

Cientistas e especialistas em saúde concordam que devemos ingerir menos carboidratos para perder peso e viver mais. Dieta não tem que ser sobre sacrificar ou sentir-se entediado. Ter variedade e escolhas suficientes para evitar que o dieter perca o interesse é um dos maiores desafios de qualquer dieta. Dieters terá o prazer de saber que com a dieta baixa em carboidratos, eles podem comer alimentos como salsicha, pizza, quiche, caçarola e sobremesa sem renunciar ao bom gosto e ainda perder peso. Com esta coleção de receitas de baixo carboidrato, você se sentirá mais completo, saudável e satisfeito.

Capítulo 1 – Café da manhã

Muffins de mirtilo

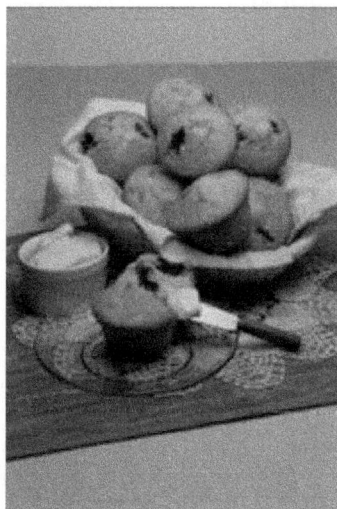

Ingredientes para 15 muffins

• Farinha de Amêndoa - 2 xícaras

• creme pesado - 1 xícara

• Ovos - 2

• Manteiga derretida - 1/8 xícara

• Adoçante artificial, como stevia ou Splenda - 5 pacotes

• Bicarbonato de sódio - ½ colher de chá

• Extrato de limão ou aromatizante - ½ colher de chá

• Raspas de limão secas - ½ colher de chá

• Sal - ¼ colher de chá

• Mirtilos frescos - 4 onças (120 ml)

Método

1. Pré-aqueça o forno a 180 C. Esta receita faz 15 muffins, então coloque os papéis de cupcake em buracos de muffin individuais de dois muffins de tamanho normal.

2. Misture o creme de leite e a farinha de amêndoa em uma tigela.

3. Um de cada vez, misture os ovos e mexa até ficar misturado.

4. Adicione bicarbonato de sódio, adoçante, manteiga, temperos e condimentos e misture.

5. Agora adicione os mirtilos e mexa para distribuir uniformemente.

6. Encha cada xícara de cupcake com ½ cheia com massa.

7. Asse até dourar, cerca de 20 minutos.

8. Deixe esfriar e sirva com manteiga.

Fatores Nutricionais Por Porção

• Calorias 184

• Proteína 5 g

• Gordura 17 g

• Carb 6 g

• fibra 2 g

LowCarb Quiche

Ingredientes para 2 quiches

• Jack Colby ou queijo muenster desfiado dividido ao meio

• Manteiga - 2 colheres de sopa, e mais para untar as panelas

• cebola branca - 1 grande, finamente picado

• Ovos orgânicos - 12 grandes

• creme pesado - 2 xícaras

• Sal - 1 colher de chá

• Pimenta preta moída - 1 colher de chá

• tomilho seco - 2 colheres de chá

Método

1. Pré-aqueça o forno a 180 C.

2. Derreta a manteiga em uma frigideira separada em fogo médio-baixo. Adicione os legumes e refogue até as cebolas ficarem macias e translúcidas. Retire os legumes do fogo e deixe esfriar.

3. Unte duas formas profundas de torta ou panelas de quiche de 25 cm. No fundo de cada panela com manteiga, coloque 2 xícaras de queijo ralado. Em cada panela, adicione ½ da mistura de vegetais resfriada em uma camada uniforme sobre o queijo.

4. Em uma tigela grande, quebre 12 ovos. Adicione as especiarias e o creme e bata até que a mistura esteja bem uniforme e espumosa. Sobre cada panela de legumes e queijo, despeje ½ mistura. Depois, com um garfo, distribua gentilmente e uniformemente o restante dos vegetais e queijo na mistura de creme de ovos.

5. Coloque as panelas de quiche no forno. Certifique-se de que haja 3 cm de espaço entre as bandejas. Asse até estar firme e fofo, e o centro ligeiramente dourado, cerca de 20-25 minutos. As quiches estão prontas quando uma faca é inserida no meio e sai limpa.

6. Corte as quiches e sirva.

Fatores Nutricionais Por Porção

• Calorias 382

• Proteína 16 g

• gordo 33 g

• Carb 5 g

• fibra 1 g

Muffin de copo com espinafre, peru e ovo

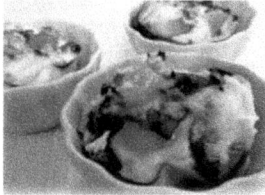

Ingredientes para 6 muffins

• Sal e pimenta a gosto

• cebola vermelha - 2 colheres de sopa, finamente picada

• manjericão fresco, conforme necessário

• Queijo Mozzarella Light, conforme necessário

• Ovos - 6

• Peru Raspado Livre de Nitrato - 6 fatias

• Espinafre - ½ xícara, fatiada

• Pimenta Vermelha - 3 colheres de sopa

142

Método

1. Pré-aqueça o forno a 180 C.

2. Rale o queijo mussarela e corte a cebola roxa, a pimenta vermelha, o espinafre e o manjericão.

3. Pulverize um copo de muffin antiaderente com spray de azeite.

4. Coloque primeiramente as fatias de peru nos copos de muffin, de modo que eles descansem no fundo e nas laterais do copo para fazer um copo maior.

5. Em cada copo de peru, bata com cuidado um ovo.

6. Adicione um pouco de pimenta vermelha, espinafre, cebola roxa e queijo em cima do ovo.

7. Polvilhe um pouco de manjericão fresco nos ovos e tempere com sal e pimenta.

8. Coloque o copo de muffin no forno e asse. Demora cerca de 10 minutos para uma gema escorrendo e cerca de 15 minutos para uma gema mais rígida. Além disso, lembre-se de que os bolinhos de ovos continuarão a cozinhar quando você o retirar do forno.

9. Deixe esfriar e sirva.

Fatores Nutricionais Por Porção

• Calorias 95

• Proteína 9 g

• Gordura 6 g

• Carb 2 g

Omelete de espinafre com clara de ovo

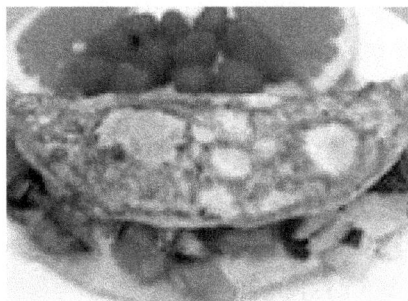

Ingredientes

• claras de ovos - 4 ou 5

• gema de ovo - 1

• Leite de amêndoa ou leite de coco - 2 colheres de sopa (30 ml)

• tomate italiano - 1

• Espinafre picado - 1 punhado

• Cebola roxa - 1 colher de sopa

• Manjericão - 1 pitada

• Alho, conforme necessário

• Spray de azeite

Método

1. Pique os legumes e bata o leite de amêndoas, as claras e a gema.

2. Pulverize uma frigideira com óleo e, em seguida, refogue os legumes até ficarem macios.

3. Coloque os legumes ao lado. Em seguida, pulverize a panela novamente. Coloque em fogo médio-baixo e despeje os ovos.

4. Cozinhe até que os ovos estejam firmes. Depois adicione os legumes de um lado e dobre a outra metade por cima.

5. Adicione frutas ao prato e sirva

Ovos mexidos

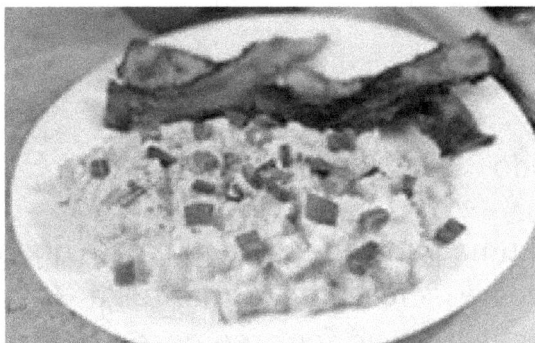

Ingredientes para 2 porções

• Ovos - 2

• Manteiga - 2 colheres de sopa

• creme de leite - 2 colheres de sopa

• Cebolinha - 2 talos

• Bacon - 4 tiras

• Sal - ½ colher de chá

• Alho em pó - ½ colher de chá

• Cebola em pó - ½ colher de chá

- Pó preto - ¼ colher de chá

- Páprica - ¼ colher de chá

Método

1. Em uma panela fria e sem graxa, quebre os ovos e acrescente a manteiga. (Assim que estiverem no fogo, comece a misturar os ovos. Tempere os ovos apenas quando estiverem cozidos.)

2. Coloque a panela em fogo médio-alto e com uma espátula de silicone, comece a mexer a manteiga e os ovos.

3. Enquanto mexer os ovos, leve ao forno ou cozinhe algumas tiras de bacon.

4. Mexe os ovos alternando entre fogo ligado e desligado e nunca pare de mexer os ovos.

5. Lentamente, os ovos devem começar a se unir. Desligue o fogo quando os ovos estiverem quase cozidos. Os ovos

continuarão a cozinhar a partir do calor residual da panela.

6. Adicione 2 colheres de sopa de creme de leite e tempere com páprica, pimenta, cebola em pó, alho em pó e sal.

7. Agora adicione dois talos de cebola verde picada.

8. Adicione o bacon quando os ovos estiverem cozidos.

9. Sirva.

Fatores Nutricionais Por Porção

• Calorias 444

• Proteína 25 g

• Gordura 35 g

• Carb 2 g

Capítulo 2 – Receitas para almoço

Almôndegas dinamarquesas

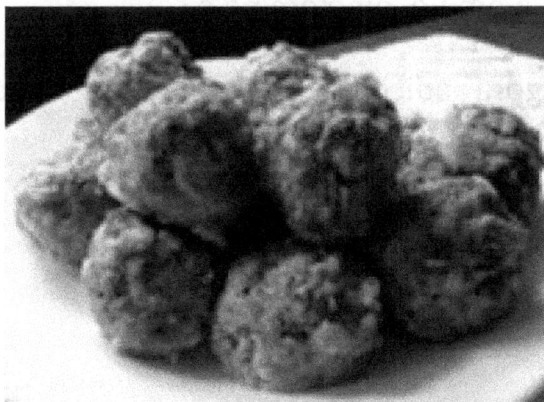

Ingredientes para porções de 30

• cebola branca – 115g, picada

• Manteiga - 1 colher de sopa

• Queijo suíço –115g

• Queijo ricota com leite integral frio - 1 xícara

• ovo frio - 1 grande

• Noz-moscada - 1,5 colheres de chá

• Pimenta da Jamaica - 1,5 colheres de chá

• Sal marinho - 1,5 colheres de chá

• Pimenta preta moída na hora - ½ colher de chá

• Carne moída –450g (92% magra)

Método

1. Em uma frigideira, refogue as cebolas na manteiga até ficarem translúcidas. Retire do fogo e deixe esfriar por 10-12 minutos.

2. Enquanto isso, rale o queijo suíço. Em seguida, em um processador de alimentos, pique os pedaços para esmigalhar bem. Deixe de lado.

3. Junte o ovo e a ricota numa tigela e bata.

4. Adicione as especiarias e tempere com sal e pimenta, misture bem.

5. Adicione o queijo suíço e as cebolas e misture até ficar homogêneo.

6. Agora adicione a carne à mistura e misture até que todos os ingredientes se tornem uma "massa" não pegajosa.

7. Divida a mistura de carne em 30 pedaços. Em seguida, enrole cada peça em uma bola.

8. Coloque as almôndegas em uma assadeira e leve ao forno a 180 C por 20 minutos, ou até ficar cozido e marrom.

Fatores Nutricionais Por Porção

• Calorias 62

• Proteína 5 g

• gordura 4 g

- Carb 1 g

Salada Cobb

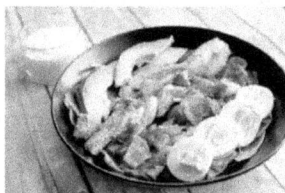

Ingredientes para 1 porção

- Espinafre - 1 xícara

- Ovo cozido - 1

- Bacon - 2 tiras

- peito de frango - 2 oz.

- tomate Campari - ½

- Abacate - ¼

- Vinagre branco - ½ colher de chá

- Azeite - 1 colher de sopa

Método

1. Cozinhe seu bacon e frango. Fatie ou desfie seu frango.

2. Corte todos os ingredientes em pedaços pequenos.

3. Em uma tigela grande, misture com azeite e vinagre.

4. Mexa bem e aproveite.

Fatores Nutricionais Por Porção

• Calorias 600

• Proteína 43 g

• Gordura 48 g

• Carb 3 g

Sopa de Tomate

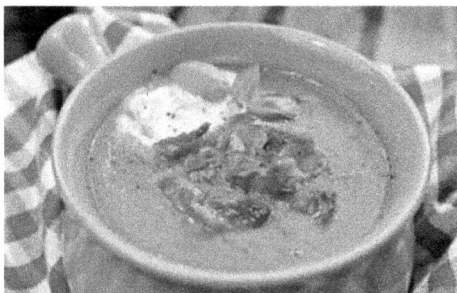

Ingredientes para 4 porções

Principais ingredientes

• Sopa de Tomate - 1 quarto

• Azeite - ¼ xícara

• Manteiga - 4 colheres de sopa

• Molho RedHot de Frank - ¼ xícara

• vinagre de maçã - 2 colheres de sopa

Especiarias

• sal do mar rosa do Himalaia - 1 colher de sopa

• Pimenta Preta - 2 colheres de chá

• Orégano - 1 colher de chá

• Cúrcuma - 2 colheres de chá

Coberturas

• Manjericão fresco

• Cebola verde

• Creme Fraiche - 4 colheres de sopa

• Bacon - 8 tiras

Método

1. Em uma panela, cozinhe seu bacon para um crocante enquanto você prepara sua sopa de tomate.

2. Em uma panela, misture todos os ingredientes principais e coloque em fogo médio e mexa.

3. Adicione as especiarias e cozinhe até a manteiga derreter. Cuidado para não ferver a sopa, apenas uma fervilha é necessário.

4. Deite a sopa em tigelas de sopa. Cubra com creme fraiche, manjericão, cebola verde e bacon crocante.

Fatores Nutricionais Por Porção

• Calorias 460

- Proteína 11 g

- Gordura 37,5 g

- Carb 16 g

Camarão com molho de alho

Ingredientes para 2 porções

• Camarão grande - ½ lb

• Azeite - ¼ xícara

• Alho - 3 dentes, picados

• Pimenta Caiena - ¼ colher de chá

• Limão - 1 fatia

• Sal e pimenta a gosto

Método

1. Em uma panela pequena, despeje o azeite com pimenta caiena e alho. Cozinhe o alho em fogo médio-baixo até ficar cheiroso.

2. Descasque e retire a tripa pretado camarão e cozinhe por 2 a 3 minutos de cada lado.

3. Tempere o camarão com sal e pimenta e regue com o suco de limão.

4. Use o restante do óleo de alho como molho e sirva.

Fatos Nutricionais Por Porção

•Calorias 335

• Proteína 22,3 g

• Gordura 27 g

• Carb 2,5 g

Tacos de Peixe

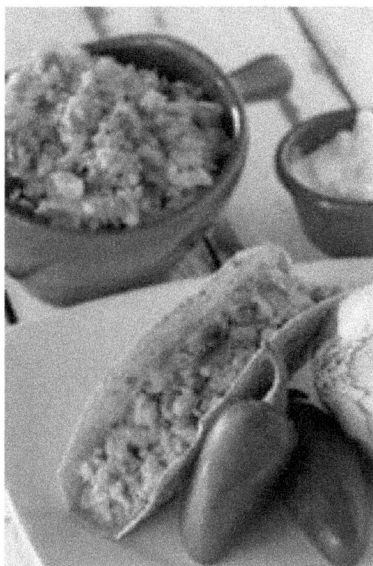

Ingredientes para 4 porções

• Azeite - 2 colheres de sopa

• Cebola amarela pequena - 1/2, em cubos

• jalapeno fresco - 1, picado

• Alho - 2 dentes, prensados

- pimentas Chipotle em molho adobo –115g

- Manteiga - 2 colheres de sopa

- Maionese - 2 colheres de sopa

- Filés de arinca - 1 libra

- tortillas de lowcarb - 4

Método

1. Aqueça o azeite em uma panela alta em fogo médio-alto. Em seguida, frite a cebola em cubos por 5 minutos, ou até ficar translúcida.

2. Abaixe o fogo para médio, adicione o alho e jalapeno e cozinhe por mais 2 minutos, mexa continuamente.

3. Adicione o molho de adobe e os chipotles picados na panela.

4. Adicione os filés de peixe, maionese e manteiga na panela.

5. Misture tudo até que o peixe esteja totalmente cozido, cerca de 8 minutos.

6. Agora frite a tortilla em uma panela (2 minutos de cada lado) em fogo alto.

7. Deixe esfriar as tortilhas e encha-as com a mistura de peixe.

Fatores Nutricionais Por Porção

• Calorias 300

• Proteína 24 g

• 20 g de gordura

• Carb 7 g

Salmão com couve-flor

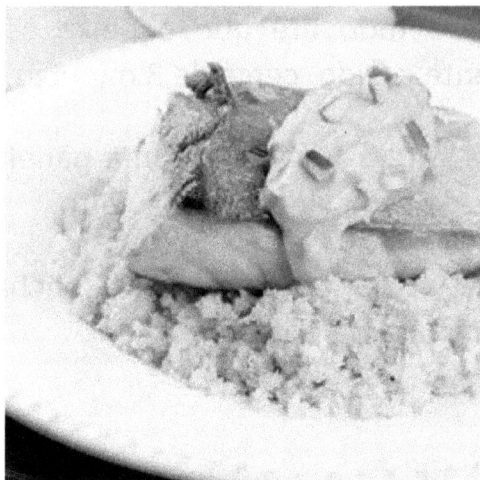

Ingredientes para 2 porções

• Filetes de salmão –740g

• Abacate - 1

• Lima - ½

• cebola vermelha - 2 colheres de sopa, em cubos

• Couve-flor - 100 g

Método

1. Pulverize sua couve-flor em um processador de alimentos até que se pareça com arroz. Em seguida, cozinhe em uma panela levemente untada com óleo, por 8 minutos, coberta.
2. Misture o suco de ½ limão, pique a cebola roxa e o abacate até ficar homogêneo e cremoso.
3. Aqueça uma frigideira em fogo médio, adicione um pouco de óleo e cozinhe o filé de salmão por 4 a 5 minutos, com o lado da pele para baixo. Enquanto cozinha, tempere o filé com sal e pimenta.
4. Em seguida, vire o salmão e cozinhe por mais 4 a 5 minutos.
5. Retire do fogo quando estiver cozido. Espalhe o arroz de couve-flor sobre um prato de servir. Cubra com o salmão e uma dose generosa do seu molho de abacate.

Fatores Nutricionais Por Porção

- Calorias 420

- Proteína 37 g

- Gordura 27 g

- Carb 5 g

Pizza LowCarb

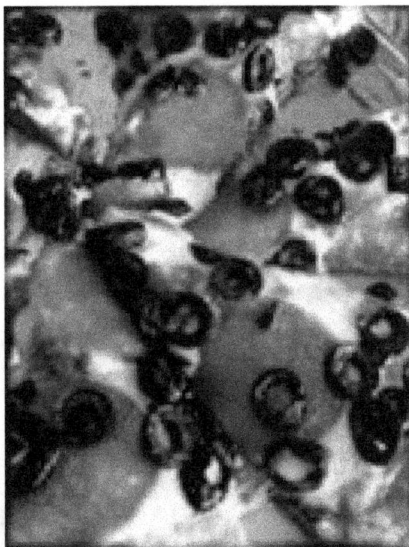

Ingredientes para 1 pizza

• Azeite - 1 colher de sopa

• Couve-flor orgânica - 1 cabeça grande, cortada e cortada em pedaços pequenos

• cebola branca –42g, picada

• Manteiga - 2 colheres de sopa

• Água - ¼ xícara

• Ovos - 3

• Queijo mozzarella desfiado - 2 xícaras, picadas em pedaços menores em um processador de alimentos.

• Semente de funcho - 1 colher de chá

• tempero italiano - 2 colheres de chá

• Parmesão ralado - ¼ xícara

• Molho para pizza com baixo teor de carboidratos - 1 frasco (400g)

• linguiça italiana com baixo teor de carboidratos –450g

• Mistura de 5 tipos de queijo italiano desfiado - 2 xícaras

Para a crosta

1.   Pré-aqueça o forno a 230 C. Em seguida, unte uma assadeira 17 X 11 com azeite.

2.   Derreta a manteiga em uma frigideira grande com uma tampa. Em seguida, adicione a couve-flor e cebola. Em fogo baixo ou médio, refogue os legumes até que a couve-flor esteja quase pronta.

3.   Adicione a água, cubra a frigideira e cozinhe a couve-flor até ficar completamente macia. Retire do fogo, transfira para uma tigela de cerâmica ou vidro para esfriar.

4.   Enquanto isso, adicione a salsicha italiana à frigideira e cozinhe. Com uma espátula, divida-a em pedaços menores. Cozinhe até terminar. Retire a salsicha da frigideira e coloque em uma tigela, cubra com papel toalha para remover o excesso de gordura. Separe para esfriar.

5.   Meça 3 xícaras de couve-flor resfriada e coloque em um processador de alimentos. Processe até atingir uma

consistência suave. Recorte a couve-flor puré em uma tigela.

6.   Adicione o queijo parmesão, especiarias mozzarella picada e ovos para a couve-flor. Misture bem.

7.   Espalhe a mistura de couve-flor na assadeira untada com uma espátula. Faça o spread uma espessura uniforme.

8.   No 230 C, asse a massa até que a superfície pareça cozida e marrom em torno das bordas, cerca de 20 minutos.

9.   Enquanto isso, pique a salsicha cozida em pedaços mais finos.

10.   Em uma panela pequena, despeje o molho do frasco. Em seguida, adicione a salsicha italiana picada. Cubra a panela, em seguida, em fogo baixo a médio, leve para ferver lento.

11.   Retire a massa do forno quando terminar. Em seguida, mude o ajuste do forno para grelhar. Coloque a prateleira do forno a cerca de 10 cm do forno.

12.   Deite a mistura de salsicha e molho por cima da massa e, depois, com uma

espátula, espalhe a mistura. O revestimento será muito fino.

13. Com a mistura de queijo italiano, cubra a massa e o molho uniformemente.

14. Coloque a pizza de volta no forno. Grelhe até que o queijo derreta e comece a dourar e borbulhar.

15. Retire do fogo. Em seguida, corte em 12 fatias com um cortador de pizza.

16. Servir

Fatores Nutricionais para 1/12 da pizza

- Calorias 318

- Proteína 21 g

- gordo 23 g

- Carb 8 g

- fibra 1 g

Capítulo3– Receitas para o jantar

Salsicha de frigideira

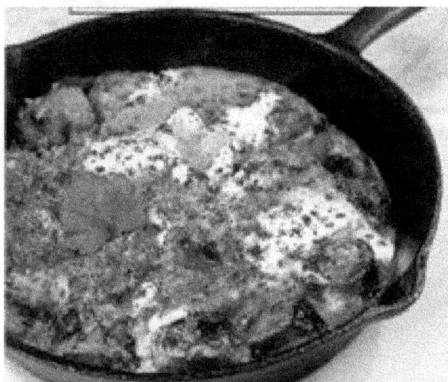

Ingredientes para 2 porções

• links de salsicha - 3

• cebola branca - 1 colher de sopa

• Cogumelos - 4 oz.

• Molho de Vodka - ½ xícara

• Queijo parmesão - ¼ xícara

• Mussarela ralada - ¼ xícara

• Orégano - ½ colher de chá

• Manjericão - ½ colher de chá

• Sal - ¼ colher de chá

• Pimenta Vermelha - ¼ colher de chá

Método

1. Pré-aqueça o forno a 180 C.

2. Aqueça uma frigideira de ferro fundido em fogo médio. Quando a frigideira estiver quase fumando, acrescente as salsichas e cozinhe até que estejam quase completamente cozidos.

3. Enquanto isso, fatie a cebola e os cogumelos.

4. Retire as salsichas quando estiverem quase prontas. Em seguida, adicione as cebolas e os cogumelos e doure-os um pouco.

5. Corte as salsichas em rodelas (aproximadamente ½ polegada de espessura) e adicione-as de volta à frigideira. Tempere sua mistura vegetariana e salsicha.

6. Adicione o queijo parmesão e despeje o molho de vodka. Mexa para combinar tudo.

7. Coloque a frigideira no forno e cozinhe por cerca de 15 minutos. Pouco antes de a salsicha terminar, polvilhe queijo mussarela, para que eles derretam por cima.

8. Deixe esfriar e sirva.

Fatores Nutricionais Por Porção

- Calorias 500

- Proteína 30 g

- Gordura 38 g

- Carb 4,5 g

Massa de camarão com allho

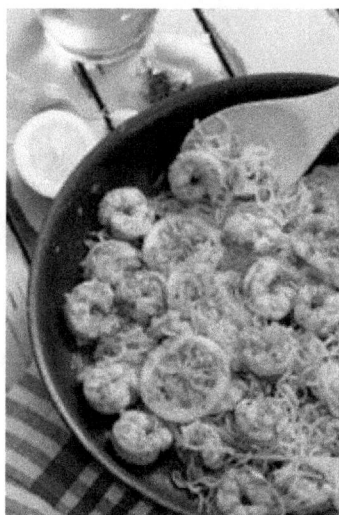

Ingredientes para 4 porções

• Macarrão cabelo de anjo - 2 pacotes

• Manteiga - 2 colheres de sopa

• Azeite - 2 colheres de sopa

• Alho de alho -4, esmagado

• Limão - ½

• Camarão cru grande –450 g

• Paprika - ½ colher de chá

• Sal e pimenta a gosto

• Manjericão fresco

Método

1. Cozinhe o macarrão pelas instruções da embalagem.

2. Adicione o macarrão a uma panela quente e seca em fogo médio. Em seguida, assar até secar para remover a maior parte da água. Isso tornará seu macarrão mais saboroso ao cozinhar. Deixe de lado.

3. Adicione o azeite e a manteiga na mesma panela e deixe-os aquecer. Adicione os dentes de alho à panela e cozinhe até ficar cheiroso, mas não marrom.

4. Fatie os limões. Adicione o camarão e as rodelas de limão ao alho. Cozinhe até que o camarão esteja opaco e cozido, cerca de 3 minutos de cada lado.

5. Adicione o macarrão à panela e tempere com páprica, pimenta e sal.

6. Coloque tudo para cobrir o macarrão com os sabores.

7. Sirva com uma pitada de manjericão fresco.

Fatores Nutricionais Por Porção

• Calorias 360

• Proteína 36 g

• Gordura 21 g

• Carb 3,5 g

Salmão com cogumelos e espinafre

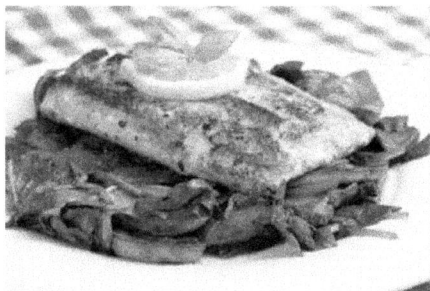

Ingredientes para 2 porções

• Azeite - 1 colher de sopa

• Alho - 2 dentes

• Cogumelos – 220 g

• Manteiga - 2 colheres de sopa

• Tomates Campari - 2

• Espinafre - 2 xícaras

•Sal e pimenta a gosto

• vinagre balsâmico - 1 colher de sopa

• Azeite - 1 colher de sopa

• Filetes de salmão - 2

Método

1. Seque os filés de salmão e tempere os dois lados com sal e pimenta. Mantenha os filés na geladeira enquanto prepara o restante dos ingredientes.

2. Em uma frigideira, aqueça um pouco de azeite em fogo médio e fatie seus cogumelos, tomates e alho.

3. Cozinhe os cogumelos e o alho no óleo até que eles encolham um pouco. Deixe-os bem crocantes, adicionando manteiga à panela.

4. Adicione as fatias de tomate e cozinhe até que elas desnaturem um pouco.

5. Por último, adicione o seu espinafre e cozinhe até que tenha murchado. Tempere a mistura com sal e pimenta e misture bem. Retire do fogo e coloque em um prato de servir. Cubra com papel alumínio enquanto você cozinha os filés.

6. Na mesma panela, aqueça outra colher de azeite e espere até que o óleo esteja muito, muito quente.

7. Na panela, coloque os filés com o lado da pele para baixo e sele por 4 a 5 minutos. Você pode quebrar os filés, então não mexa neles enquanto eles estiverem cozinhando.

8. Agora, vire os filés e cozinhe por mais 4 a 5 minutos.

9. Em seguida, retire o papel alumínio de seus legumes e regue-os com vinagre balsâmico.

10. Coloque o salmão por cima e decore com limão fresco. Servir.

A refeição de salmão acima vai bem com couve-flor com alho

Couve-flor com alhoAlho

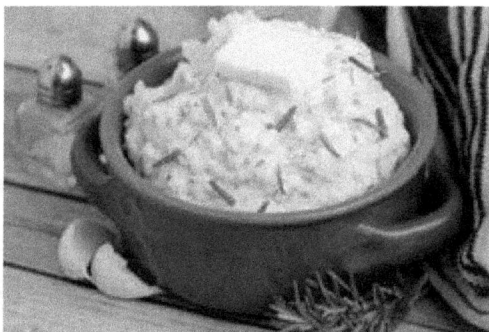

Ingredientes para 4 porções

• Alho - 4 dentes

• Azeite - 1 colher de sopa

• couve-flor -1/2 cabeça (cerca de 800 gramas)

• Manteiga - 4 colheres de sopa

• Alecrim - 2 raminhos ou 1 colher de sopa

• Sal - 1 colher de chá

• Pimenta - ½ colher de chá

Método

1. Com folha de alumínio, faça uma pequena bandeja de alumínio para assar seus dentes de alho. Coloque os dentes de alho, regue uma colher de sopa de azeite e asse no forno por 10-12 minutos a 200 C.

2. Enquanto isso, corte a couve-flor em florezinhas de tamanho uniforme. Em seguida, coloque as florezinhas em uma cesta de vapor sobre a água fervente. Cubra com uma tampa. Vaporize por 10 minutos, ou até que um garfo penetre facilmente.

3. Escorra toda a água da panela e coloque as florezinhas cozidas na panela. Adicione os dentes de alho assados, manteiga e temperos.

4. Bata com um liquidificador de imersão até ficar homogêneo e cremoso.

5. Sirva.

Fatores Nutricionais Por Porção

• Calorias 200

• Proteína 4 g

• Gordura 16g

• Carb 7 g

Caçarola de couve-flor com frango

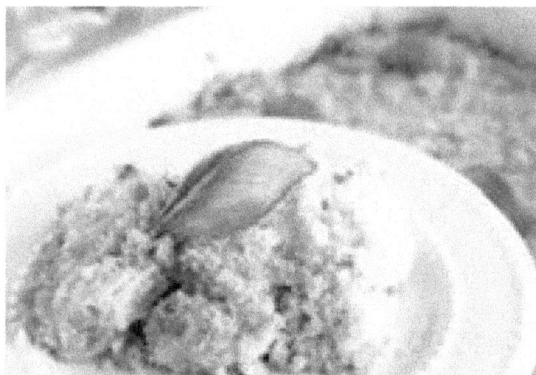

Ingredientes para 6 porções

• Azeite - 1 colher de sopa

• peito de frango –600 g

• Cogumelos –70 g

• Maionese - ¼ xícara

• Couve-flor - 2 xícaras, picadas

• creme pesado - ¼ xícara

• caldo de galinha - 1 xícara

• Molho de vodka com baixo teor de carboidratos - ½ xícara

• Mussarela ralada - 1 xícara

• Cascas de porco –28 g

• Queijo parmesão - 2 colheres de sopa

• Sal e pimenta a gosto

• Orégano

• Alho em pó

Método

1. Pré-aqueça o forno a 190 C.

2. Em uma panela, cozinhe seu arroz de couve-flor com uma xícara de caldo de galinha fervente por 10 a 15 minutos. O líquido do caldo de galinha deve evaporar completamente.

3. Enquanto isso, comece a cozinhar seus peitos de frango. Quando estiverem totalmente cozidos, divida a carne em pedacinhos com dois garfos.

4. Para a sua couve-flor cozida, adicione ¼ xícara de creme de leite e cozinhe por mais 5 minutos.

5. Combine o frango desfiado, alguns cogumelos fatiados e ¼ xícara de maionese. Misture bem.

6. Em seguida, adicione a mistura creme de couve-flor e mexa bem. Tempere a mistura com alho em pó, orégano, sal e pimenta.

7. Adicione o molho de vodka e misture.

8. Coloque a mistura em uma assadeira uniformemente.

9. Polvilhe com queijo parmesão, queijo mussarela e casca de porco esmagada para um acabamento crocante.

10. Asse até ver todo o prato borbulhando, cerca de 20 minutos.

11. Decore com manjericão fresco e sirva.

Fatores Nutricionais Por Porção

• Calorias 300

• Proteína 29 g

• Gordura 21 g

• Carb 2,5 g

Capítulo 4 –Receitas para sobremesa

BrowniesLowCarb

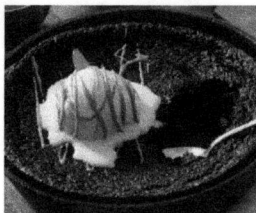

Ingredientes para 4 porções

• Manteiga - 6 colheres de sopa

• Eritritol - 1/3 de xícara

• Cacau em pó - 1/3 xícara

• ovo - 1

• extrato de baunilha - ½ colher de chá

• Sal - 1 pitada

• Farinha de Amêndoa - ¼ xícara

• fermento em pó - ½ colher de chá

• Nozes - ¼ xícara

Garoa De Manteiga De Amendoim

• Manteiga de amendoim - 1 colher de sopa

• Manteiga - 1 colher de sopa

Método

1. Pré-aqueça o forno a 180 C.

2. Em uma panela pequena, derreta a manteiga e dissolva o eritritol. Isso levará cerca de 5 minutos.

3. Coloque o eritritol e a manteiga numa tigela. Em seguida, adicione o cacau em pó, o extrato de baunilha e o sal.

4. Adicione o ovo e bata para combinar bem.

5. Adicione o fermento e a farinha de amêndoa. Adicione nozes picadas, se desejar.

6. Em uma frigideira de ferro fundido de 6 polegadas, despeje sua massa de brownie.

7. Regue manteiga de amendoim em uma panela pequena, derreta uma colher de sopa de manteiga de amendoim e uma colher de sopa de manteiga. Você pode polvilhar após o cozimento ou antes.

8. Coloque a frigideira no forno e asse até que a parte superior esteja firme, mas sacuda um pouco, cerca de 30 minutos. Evite o cozimento excessivo porque o brownie continuará a assar enquanto estiver na frigideira.

9. Deixe esfriar e sirva.

Fatores Nutricionais Por Porção

- Calorias 333

- Proteína 5,8 g

- 31,3 g de gordura

- Carb 3g

Cheesecake LowCarb

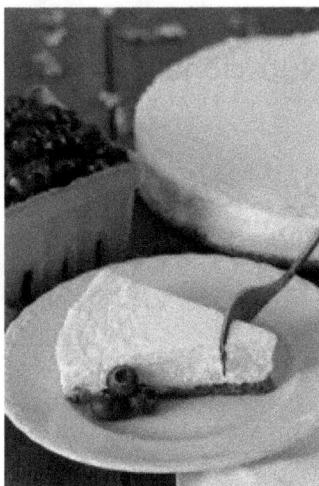

Ingredientes para 12 porções

Crosta

• Amêndoas - ½ xícara

• Nozes - ½ xícara

• Manteiga - 6 colheres de sopa (derretida)

• Proteína em pó - 1 colher (31 gramas)

- Canela - ½ colher de chá

- Estévia líquida - 10 gotas

- Sal - 1 pitada

Bolo de queijo

- Queijo Creme –900 g.

- Eritritol - 2/3 xícara

- Estévia líquida - 20 gotas

- Ovos - 4 grandes

- extrato de baunilha - 2 colheres de chá

- suco de limão fresco - 1 colher de chá

- Creme de leite - ½ xícara

- Sal rosa do Himalaia - ½ colher de chá

Método

1. Faça a crosta, em uma assadeira limpa, toste as nozes e amêndoas por 10 minutos em um forno 160 C. Coloque uma vez para que as nozes estejam uniformemente torradas. Não desligue o forno.

2. Em um processador de alimentos, adicione as nozes e amêndoas torradas com o restante dos ingredientes da massa e misture até não restarem pedaços grandes das nozes.

3. Com uma espátula de silicone, pressione a crosta em uma forma de 15 polegadas para formar uma camada fina e uniforme. Asse até que a massa fique dourada e deixe cerca de 10 minutos. Deixe a massa cozida e a forma esfriarem antes de derramar a massa do cheesecake.

4. Enquanto isso, prepare a massa de cheesecake. Com uma batedeira elétrica, bata a estévia, o eritritol e o cream cheese. A mistura deve ser macia e suave e todos os pedaços de queijo cremoso devem desaparecer.

5. Um de cada vez, adicione os ovos, bata até que cada um seja incorporado. Em seguida, adicione o suco de limão, o extrato de baunilha e o sal.

6. Adicione o creme de leite e mexa até que esteja uniforme.

7. A essa altura, a massa deve ser assada e a forma deve estar fria. Em cima de uma folha grande de alumínio resistente, coloque a forma e enrole a folha para os lados da bandeja, certificando-se que não há furos ou aberturas na parte inferior. Prepare a forma para o banho de água, colocando-o em uma bandeja de torrefação.

8. Agora despeje a massa de queijo e com uma espátula de silicone, alise o topo. Em torno dos lados da forma, despeje a água quente até a metade.

9. Cuidadosamente, transfira a coisa toda para o forno e asse em 160 C até que a parte superior do bolo esteja pronta, mas

sacuda um pouco. O bolo continuará a cozinhar enquanto esfria.

10. Quando terminar de assar, desligue o forno. Em seguida, abra a porta e deixe uma colher de pau na porta. Isso permitirá um resfriamento constante.

11. Deixe o bolo no forno desligado por uma hora.

12. Em seguida, cubra com seus recheios favoritos e aproveite.

Fatores Nutricionais Por Porção

• Calorias 415

• Proteína 11 g

• Gordura 38 g

• Carb 3 g

Conclusão

Perder peso e ficar saudável com receitas baixas em carboidratos.

www.ingramcontent.com/pod-product-compliance
Lightning Source LLC
Chambersburg PA
CBHW051721020426
42333CB00014B/1089

*9 7 8 1 9 8 9 8 3 7 7 1 9 *